放射能対策ハンドブック

原発事故と子どもたち

未来の福島こども基金代表・小児科医
黒部信一

三一書房

目次

はじめに

二〇一一年三月一一日は、私の休診日で、妻と練馬の光が丘ニュータウンにあるショッピングタウンビルへ向かって車を走らせていました。突然車が大きく揺れて、パンクでもしたのかと思い車を止めましたが、まだ揺れています。平日で車も少なく、みな止まっていました。そこで地震と気が付いたのです。

しかし、地震も収まって商店街へ行き、買い物をすませたところで、「地震のため、全館閉店します」とのアナウンスがあったので、急いで帰途につきました。幸い、家の中は本の一部が書棚から落ちていた程度ですみました。

これが、これから始まる大事故の幕開けとは少しも考えていませんでした。

私は日頃、アメリカ、ソ連についで、つぎに原発事故が起きるのは日本だと思っていました。小さな事故は、イギリスでも日本でも起きていましたが、大事故が起きるのは、つぎは日本だとの確信のようなものをもっていました。

しかし私は、大きなミスを犯していました。もし大事故が起きてしまったらどうするか、考えていなかったのです。地震災害については、一応対策は分かっていましたから、起きたらその場で対処するしかないと楽観的に考えていました。ところが、原発事故が起きたらどうするか、まったく対策を考えていなかったのです。

そのため、福島原発の爆発事故が起きた時、すべてが後手にまわりました。すぐ思いついたのはチェルノブイリ事故当時のことで、「直ちに避難」です。それも一刻も早く、まず妊婦、子ども、それに女性の避難でした。政府は、当日は三㎞圏避難、翌日一号炉が水素爆発して、二〇㎞圏避難を指示し、三月一四日三号炉、一五日四号炉、二号炉とつぎつぎ爆発しましたが、政府は二〇〜三〇㎞圏内は屋内退避を指示したきりでした。その後、飯舘村を計画的避難区域に指定した以外は何もしていません。

私が所属する「チェルノブイリ子ども基金」では、五〇㎞圏内の避難を呼びかけましたが、アメリカ政府は独自の調査で八〇㎞圏内の避難を自国民に呼びかけました。軍事衛星や原発テロ対策用の軍事ヘリを使った独自調査による試算は、アメリカのほうが優れていました。

日本は、地震による停電と自家発電装置の停止という事態にうろたえ、アメリカから情報をもらわなかったようです。政府は手をこまねき、飯舘村以外は、二〇㎞圏を超える地域に対して避難対策をとらなかったのです。六〇㎞圏を超える福島市中心部でも高濃度汚染されている状況であったのに。

私は、今の時点でも、福島市内を含む高濃度汚染地からの即刻の避難を呼びかけます。

そして政府は、誤解を恐れずに言えば、強制的避難をさせるべきだと訴えます。膨大な費用のかかる避難対策よりも、無益ともいうべき除染事業を優先する政府には憤りを感じます。除染より、今住んでいる人、とりわけ子どもたちの安全を守ってください。政府は今すぐどう対処するか、そしてこれからどう対処するのかを真剣に考えてほしいと思います。過去の公害対策の二の舞いをしないでほしいものです。

第1章
放射能と向き合う親たち
―― 子ども健康相談の現場から

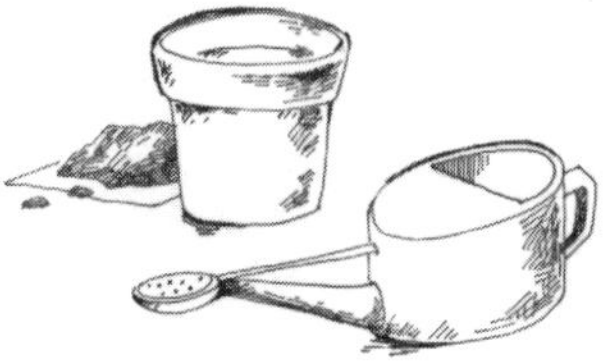

昨年3月11日の原発事故以来、福島現地で暮らす人びと、とくに幼い子どもをもつ親たちは、これまで体験したことのない不安と恐怖におそわれた。政府や自治体から満足な情報が得られないなかで、人びとは起ちあがり、連携を深めていく。こうして昨年6月から、福島市で「子ども健康相談会」が開始され、東京をはじめ各地から医師たちがかけつけている。この章は、11月3日に行われた相談会の記録である。現地の親たちがどのような思いで日々を過ごし、苦しんでいるのかを知ってほしい。

《相談者　田崎さん》

① 六歳の娘が耳の下に痛みがあると言うのがとても心配。
② 除染がすんだら福島に帰って来られますか？
③ 甲状腺はどのように見ていけばいいのですか？

田崎さんは、こまめにメモをしたノートを見ながら相談を始める――

福島第一原発事故後の五月の中旬ごろから、六歳の娘が「耳の下が痛い」と言い出したので耳鼻咽喉科に行きました。耳鼻科の先生が、「痛み止めの薬を飲めば、治るでしょう」と言うので痛み止めを飲ませたら、確かに痛みは治まったのですが、しばらくするとまた「痛い！」と言い出します。

しだいに福島市にいることに不安を覚えて、山形市内にアパートを借りて住むことにし、ときどき福島に帰ってくる生活に変えました。

でも、九月になって風邪をひいたときに、やはり耳の下が痛いと言い出したので、耳鼻科に行って痛み止めをもらい、飲ませました。すると、耳の下の痛みは治ったのですが、風邪がひどくなってしまいました。そこで、小児科に行き、抗生剤をもらって飲ませることで、そのときは症状が安定しました。

その後は、耳の下だけでなく、脇の下のリンパ腺の辺りが痛いなどとも言い出して、現在にいたるまで、このような状態が続いているのです。

いまのところ、学校には通っているのでまだ安心していますが、これらの症状は、原発事故で放出された放射性物質を体内に吸い込んでしまった影響が現れている証拠なのでしょうか？

除染がすんだら福島に帰ってきても平気なのでしょうか？

放射性物質は、いまなお存在していますし、除染によってなくなるものでもありません。考えてみてください。一度放出された放射性物質のセシウムは、三〇年経ってようやく半減するのです。その倍の六〇年経って、半分の半分、ようやく四分の一に減るだけです。九〇年経って八分の一です。また、除染をするといっても、除染とは、放射性物質を移動させているだけです。水で屋根の汚染を除去しても、放射性物質は水とともに雨樋を伝って下水道に流れるだけです。そして、川に流れ込み、最終的には海に運ばれるのです。しかし、セシウムの量は減ってはいません。海に移っただけです。自分の家の周りが除染されたから安全だ、というものではないのです。

福島市の辺りは、原発から放出された放射性物質が風に流されて安達太良山系にぶつかり、福島県の中通りにあるこの辺りにふり降りたもの、と考えられます。市内部を除染しても、山間部に溜まっている放射性物質が、雨や風によって流されてきます。結局、除染してもまた汚染されることになってしまうのです。山間部の放射性物質がなくなることはありませんし、除染する方法もありません。

チェルノブイリの事故のときは、ベラルーシの国土の四分の三が被曝地でした。そこで、どこに避難するかがいちばんの課題になったのです。旧ソ連は、キエフに五万人収容できる避難地を作って、ガス、水道、電気などはすべて無料で住めるようにし、被曝地から避難させたのです。その当時はソビエト連邦でしたから、すべて国費でです。私は、このときにかかった膨大な費用が、ソ連邦の崩壊を招いたのでは、とさえ思っているのですが、それほどに大変なことです。

このように考えると、可能ならば避難したほうがいい。父親は、単身赴任と考えて福島市に住むとしても、少なくとも子どもは放射性物質のないところに住むべきです。そして、一年後ぐらいに状況を見て、改めてどこに住むかを判断する。そのくらいの覚悟は必要だと思います。

やはり、福島には住まないほうがいいですか。そうですよね、子どもたちを危険なところには住まわせられませんよね。単身赴任にする、ということですか。

それで、先の質問のリンパ腺のことはいかがでしょうか？　いまは、山形に住んでいるわけですから、時間が経てば治るのでしょうか？

リンパ腺(正式にはリンパ節)の痛みは耳やノドからくるもので、一時的なものだと思います。正確には、耳の下や脇の下のリンパ腺が痛い時に診察しないと分かりませんが、ウイルス性のものなら自然に治ります。また、多分に、精神的なことに起因している、ということも考えられます。

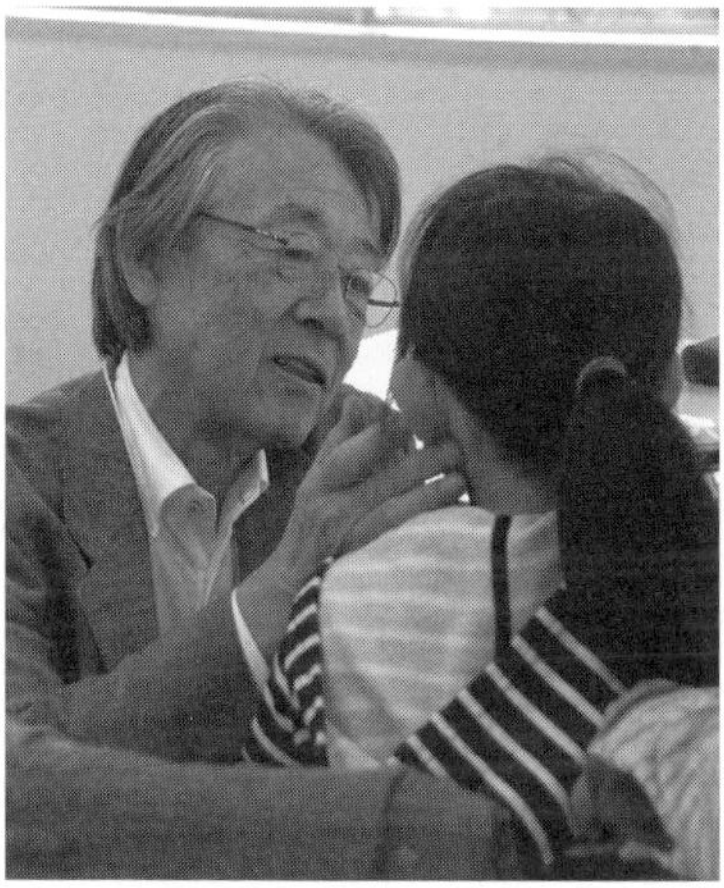

「頭が痛い」とは言いませんか？　頭が痛いということであれば、筋緊張性頭痛という可能性もあります。筋緊張性頭痛では、首や肩の凝りや張りを感じることから始まり、しだいに首の付け根あたりに痛みを感じるようになるからです。これらの症状は、精神的ストレスが原因だと考えられています。体と心はメダルの裏表で、つねに連動していますから。

また、脇の下が痛くなるというのは、筋肉痛という可能性もあります。大胸筋の痛みはいろいろな形で現れることがありますから、変な姿勢をしたり、なれない運動をした結果、大胸筋を痛めたということも考えられます。

よく「子どもは親のラウドスピーカー（拡声機）だ」と言われます。親の心配が子どもに大きくうつる、ということです。親が神経質になっていると、子どもはそれに輪をかけたような状態で反応します。親としては、もう少し朗らかな気持ちで子どもに接するように心がけたほうがいいですよ。

今後、甲状腺癌の心配も出てくると思うのですが、甲状腺の様子を見るにはどのようにしたらいいのですか？　甲状腺ホルモンの検査なども定期的にしたほうがいいのでしょうか？

まず、甲状腺ホルモンの検査は、ほとんど意味がないといっていいでしょう。

甲状腺に異常が生じてきたときには、全体にはれることもあるし、部分的にデコボコにはれることもあります。ですから、子どもの甲状腺を触ってみることです。リンパ腺がはれているときと同じようなはれ方、しこりをもった感じをしています。でも一センチ以下の小さな癌はわかりにくいので、超音波検査で調べることになります。小児医療センターへ行くようにしましょう。

甲状腺に異常が生じてくるのは、胎児の場合で被曝後一年以内、幼児になりますと三年後くらいからです。お子さんの場合は六歳ですから、三年以上あとから現れるものです。

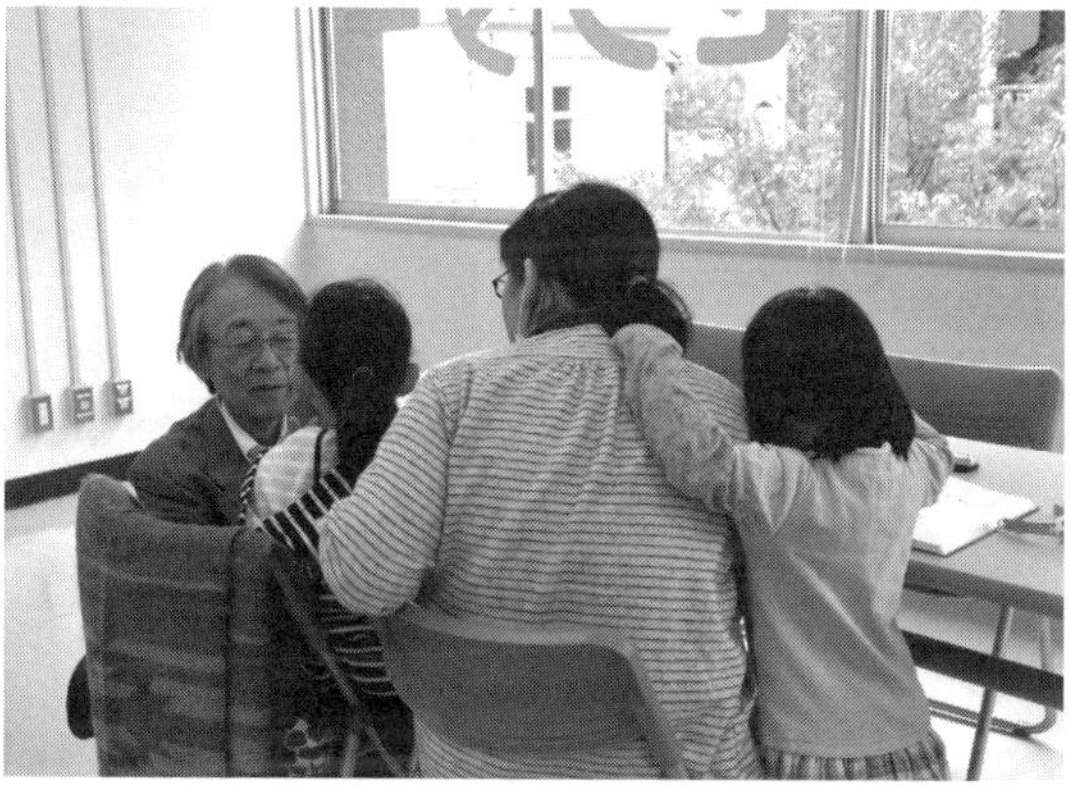

一般には、年間許容量は一ミリシーベルト以下といわれていますが、それは単なる計算値です。累積線量が一〇〇ミリシーベルトを超えたら、将来、癌発症の恐れが高いというのも、ある意味での目安です。年間、〇・七ミリシーベルトだから癌が発症しないと保証はできませんし、一・三ミリシーベルト浴びたから癌を発症するというものでもありません。あくまでも、確率的影響があるということです。

先ほども言いましたが、とにかく、子どもはのびのびとさせることです。必要以上に、外で遊んではいけないと言わないことです。外で遊んで帰って来たら、着ていたものを全部脱がせて、すぐにシャワーを浴びさせる習慣をつけることのほうが、外部被曝を防ぐには大切なことです。

《相談者　宮本さん》
① 福島に住み続けるには何に気をつけるべきですか？
② 放射性物質は焼却することできれいになくなりますか？
③ 食べ物を選ぶ基準はどうあるべきですか？

私たち家族は、福島市に住み続けたいと考えています。できるだけ週末には県外に出かけるようにして、日本海側のきれいな環境のもとで生活するようにしていますが、どうすることで福島に住み続けることができますか？　山形市にアパートを借りて、一週間ごとに移動もしているのですが、このようなことに効果があるのでしょうか？　三月の事故から時間が経って、徐々に汚染の除去作業も進んでいます。汚染された家屋も焼却することで、汚染も処理できるのではないでしょうか？

できれば、高濃度汚染地域である福島市内での生活は考えないほうがいいというのが私の考えです。

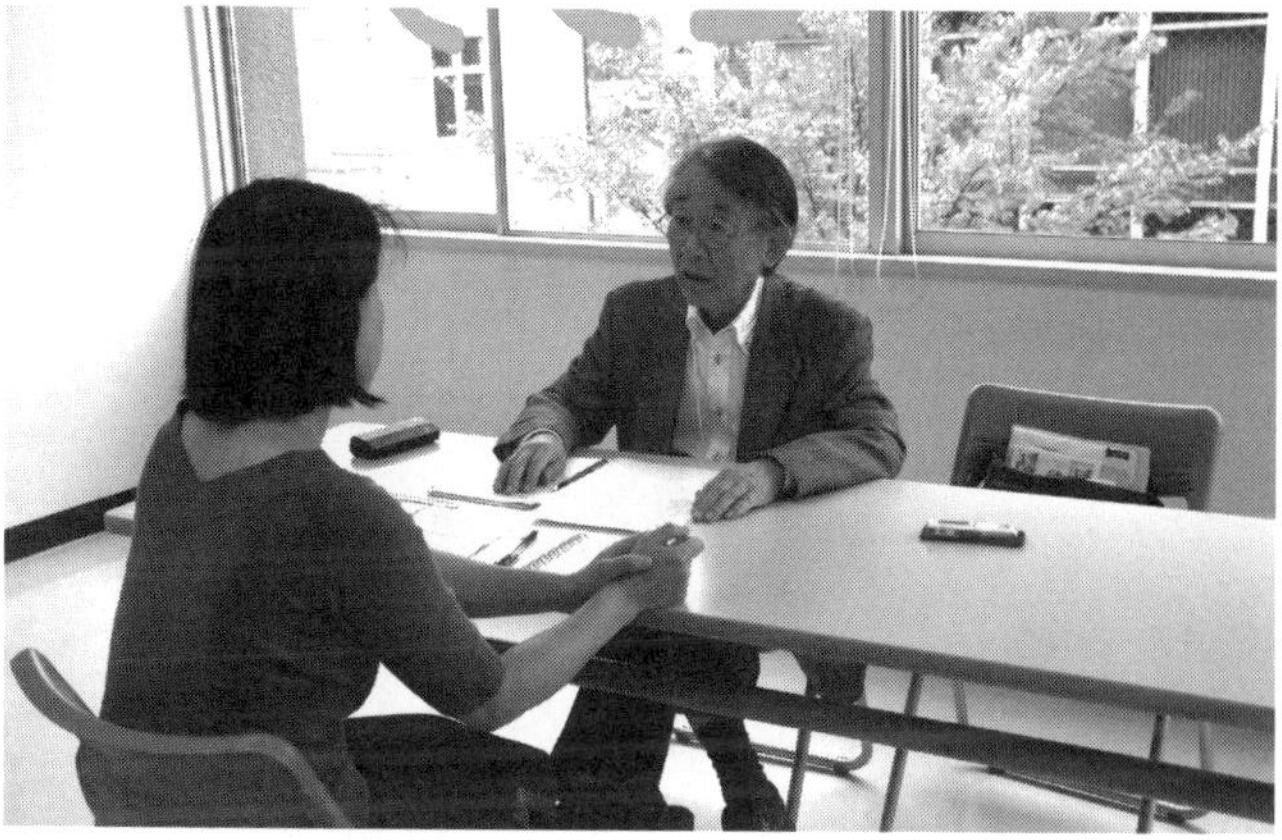

本来ならば、放射性物質で汚染された家や土壌はすべて、穴を掘って埋めるか、コンクリートでおおう石棺にすべきなのです。放射能で汚れてしまったものは、原発から二〇㎞圏内の避難区域に移して、穴を掘って埋めるしかないと思っています。

焼却することで汚染はなくなるとおっしゃいましたが、汚染はなくなりませんよ。セシウムの半減期は三〇年とされています。燃やしても、水で流しても、埋めても、セシウムは消えることなく存在し続けます。

燃やすことによって、セシウムが大気に放出されます。水を濾過しても、セシウムがフィルターに付着することになりますが、それの処理を考えなければなりません。汚染された水を真水に変えたとしても、フィルターを通してより濃厚になった汚染水を処理しなければなりません。どのように処理しても、セシウムの量に変わりはありません。三〇年間の半減期に変わりはないのです。

週末には日本海側に行くようにしているようですが、線量の多いところには住まないことが前提です。やはり、住むのなら安心できるところのほうがいい。

山形にアパートを借りているということですが、やはり福島に住みたいのですか？

夫の仕事が福島なので、その仕事を辞めて山形に行くということは失業することになります。やはり、今の生活を続けるということが最低条件になりますので、山形に移り住むということはできません。

このように汚染された福島に住み続ける、という覚悟でいるのでしたら、外部被曝を受け続けるしかありません。だから、せめて内部被曝は少なくしようと努力することです。

食べ物に関してはどのようにしていますか？

食べ物には気を使っています。とくに野菜などはきれいに洗うことを心がけていますし、岩手県産から静岡県産までの野菜は買わないというように、産地も選んで買っています。ほとんどの野菜は県外のものです。使う水もペットボトルにして、水道水は使わないようにしています。多少、高くつきますが、安心できる食品のほうがいいと思いまして……。また、子どもには海産物を多めにとるように心がけてもいます。

水道水は、検査してもらっているのですか？

ええ、先日も検査してもらいましたが、結果は、ＮＤ（不検出）でした。でも、なぜか安心できないので、できるだけ使わないようにしています。

水道水の検査をしてもらって、その結果がＮＤなのでしたら、使っても大丈夫ですよ。ただし、空気や雨水からの被曝は防げません。

海産物をたくさんとることは、放射性ヨウ素対策としては役に立ちますが、無理に食べさせることはしないほうがいいです。無理に食べさせることによって嫌いになってしまうことがあります。海産物がいいからといって海産物ばかりを食べさせるのではなく、さまざまなものをまんべんなく食べるということが基本です。

また、放射性ヨウ素を排出するためのヨードに関しましては、日本人の食生活では、ほとんど不足することがありません。ベラルーシやウクライナでは、海産物を日常的に食べるという食習慣がありませんでしたから、たくさんとることが奨励されましたが、日本では食習慣に海産物が組み込まれています。また、ソバやうどんなどに使われている調味料の昆布だしなどにもヨードは豊富に含まれています。

セシウムに関しましては、カリウムと同じ動きをすると考えられていることから、カリウムを大量に摂取することでセシウムを排出できるとの考えもありますが、これに関するデータは現在までのところありません。ただし、カリウムはたくさんとると余分なものは排出されますから、身体に害はないのでとり過ぎることで問題にはなりません。

岩手県産から静岡県産の農産物は買わない、とおっしゃっていましたが、問題は産地ではなく、放射線性物質が含まれていない食品を食べるということです。放射線量を測定した安心できる食べものを子どもには食べさせるようにする、ということです。

とにかく食べるものには気を使って、できるだけ内部被曝を少なくすることです。

三年後、五年後、あるいは一〇年後に、福島が安全な場所になっているかどうかと尋ねられれば、わからない、と言うしかないのですが、不安の中で暮らしているよりは、安心していたほうがよいのです。

しかし、精神的には安定していたとしても、福島に住んでいるということだけで、さまざまな健康障害、それに癌や白血病を発症する確率は高くなる、ということは避けられないでしょう。

やはり、福島市内には住まないほうがいい、というのが先生のお考えなのですね。

ええ。

ただし、チェルノブイリの例からも、同じ線量でも病気になる人とならない人が出ていることがわかります。その差はどこにあったかというと、精神的、経済的環境の差によることが大きかったということです。精神的に落ち込んでいるときに、身体の免疫が低下して、放射線が影響を及ぼすということはあります。経済的な余裕がなくなったことから、線量の少ない食物が買えなくなり、癌や白血病を発症してしまうケースもあるのです。

多少、放射線の影響が及んだとしても、人間にはそれに適応する力が働きます。その場合には、病気にならずにすむこともあるのです。日本の広島の例でも、「原爆手帳」を持っている人でも元気な人はいます。

そう考えると、病気の原因は適応できない環境にある、とも言えますね。

《相談者　山本さん》

①　六歳の子どもがこれから小学校に入るのですが、どんなことに注意しながら暮らしていけばいいのでしょうか？

福島第一原発の事故後、三月一六日からは一〇日間、米沢の旅館に避難し、夏には三四日間、山形のホテルで生活を送りました。その後、山形市内にアパートも借りたのですが、やはり福島に住み続けたいという気持ちに変わりはありません。

現在住んでいるのはマンションの六階で、一戸建てやマンションの下の階に住んでいる人よりは外部被曝も少ないのかなと考え、ちょっとは安心しているのですが、来年になると子どもも小学校に通うようになります。学校はけっこう遠いところにありますし、小学校に行くようになると、どうしても外に出る機会も増えると思います。

これからの子どもの成長を考えていきますと、いろいろな不安が生じるのですが、これからどのようなことに注意しながら暮らしていけばいいのでしょうか？

マンションに住んでいるということで、コンクリートの建物内ですと比較的放射線量は少ないですけど、やはり外の数値はかなり高いですね。これは、三月一五日夕方の風が山の方向に流れていたということが影響しています。まさに福島市のある方向だったのです。その結果、福島市は一般的に放射性物質の多い地域になってしまいました。

今後、どのような病気が発症してくるかはいまの段階では分かりませんが、あとは確率論になってしまいます。六歳ですと、大人に比べると、五倍から一〇倍の確率ということになります。

一ミリシーベルトとはどんな単位かといいますと、人間の身体にある六〇兆の全細胞の一つひとつに一本の放射線が透過する量です。その放射線が透過するときに、一つの細胞内の核やミトコンドリアにあるＤＮＡを切断する場合と切断しない場合とがあります。問題は、放射線が透過するときに、いくつのＤＮＡを切断してしまうかということです。

〇・〇一マイクロシーベルトの放射線量だと、六億の細胞を透過するわけです。低線量だとそれだけ破壊されるＤＮＡの量が少なくてすむことになります。破壊されたＤＮＡが少なければ、細胞分裂の過程で障害部位を修復することができますが、多くなることによって修復されない細胞が増えてくる。これらがさまざまな病気を発生させるわけです。

今なお、詳しいことは分かっていませんが、チェルノブイリで被曝した子どもたちは、いろいろな症状を訴え、脳神経系、免疫系、内分泌（ホルモン）系、筋骨格系などの病気にかかっています。しかし、これら機能的障害の症状を数値化して明らかに示すことはできません。だから、癌や白血病の発症率を示すことで代替えしているのです。

しかも、これらの病気の発症は、必ずしも被曝量の多さに比例しないということです。微量でも蓄積されて発症することがあります。なんらかの原因で身体の抵抗力が落ち、免疫が弱っているときには発症しやすいでしょう。健康体であれば打ち勝つことができるかもしれません。いつ現れるかわからない、ということがやっかいなのです。

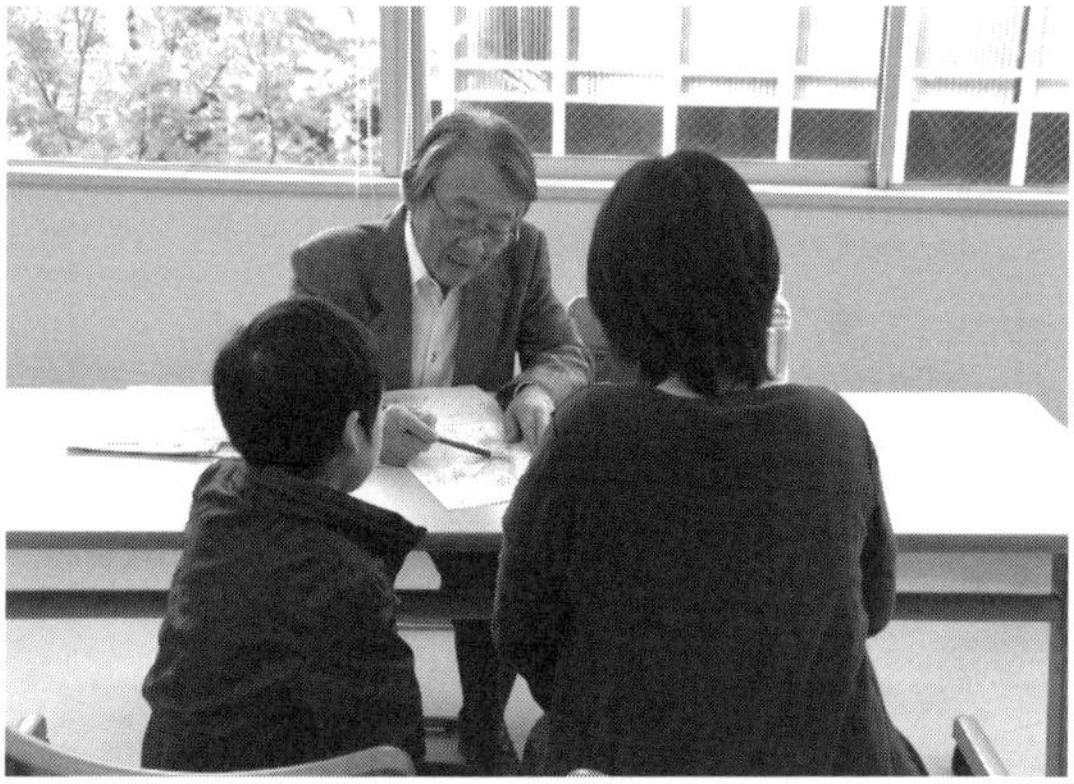

ある量の放射線を浴びていれば、その量の多い少ないにかかわらず病気になる可能性はあるということですね。とくに、体調しだいでは病気になりやすい、と。

ましてや、親よりも子どものほうが、病気になる確率も高いわけですね。

そう考えると、子どもはなるべく外に出さないほうがいいわけですね。

いいえ。外に出さないことで子どもがストレスを抱えてしまうことのほうが、はるかに身体にはよくないです。家の中に閉じこもっていると、しだいに覇気のない子どもになってしまいます。やはり、子どもは外で元気に遊んだほうがいいです。

しかし、このまま福島に住み続けたいというのであれば、ある一定量の外部被曝は覚悟して、内部被曝をなるべく少なくするような生活を考えるしかないですね。

その一つが、家に帰ったらすぐシャワーを浴びる習慣をつける。これは、原発の作業員が毎日行っていることで、彼らは作業を終えると全身シャワーを浴びて、着ているものをすべて取り換えてから帰宅しています。放射性物質をいっさい原発の外に出さないということです。家の場合には、逆で、外に浮遊している放射性物質をシャワーで落として、できるだけ体につけておかない、ということです。

つぎに気をつけなければならないことは、食べ物です。これは、放射性物質が飲食物を通して口から体内に入ることを避けるということです。とくに子どもは、細胞分裂も盛んですから、多少の放射性物質でも身体に与える影響は大きい。大人は多少の放射性物質を口にしても問題ありませんが、子どもや若い人たち、子どもをつくる予定の女性、妊産婦などは食べるものに気を使うことが大切です。放射性物質が付着している農産物や魚介類、乳製品は食べないことが原則です。

これはチェルノブイリのデータからもわかります。「チェルノブイリ子ども基金」で行っている活動ですが、ベラルーシの首都ミンスク市郊外の森の中にある「ナデジダ21」という学校サナトリウムで、原発事故の被害を受けた子どもたちを今は二四日間単位で保養させることをしています。ちなみに、ナデジダとは、希望という意味です。低濃度汚染地に住む子どもや、白血病や甲状腺癌、脳腫瘍などの手術後の子どもたちがその対象です。

その汚染されていない土地で、きれいな空気と食べ物をとってもらうのです。と同時に、音楽や美術、スポーツ、パソコン、シンセサイザーなどと向き合うことで、将来に希望をもってもらいます。このようにして二四日間過ごすことによって、体内の放射性物質も排泄されて少しずつ減っていくのです。ベラルーシでは、一年に二四日間、汚染地の子どもの保養を義務づけました。すると、その間に体内のセシウム濃度が二〇%下がったのです。

わかりました。今後も、食べ物には気をつけます。家に帰ったらすぐにシャワーを浴びさせるように習慣づけます。万全を期すなら、子どもと私だけが山形に住んで、夫には単身赴任で福島に住んでもらうか、みんなで山形に移り住んで、山形から毎日車で通うことがベスト、ということですね。

《相談者　野村さん》
① 身体にジンマシンが出たのは、外部被曝を受けたからですか？
② ノドが痛くなったのは、放射性物質を吸い込んでしまったからですか？

この夏ぐらいから、子どもの足がガサガサして、まったくツヤがなくなってしまったのですが、外で遊んでいるうちに足に低線量被曝を受けたのではないかと心配なのです。

子どもだけではなく、私も肺の辺りに痛みを感じるようなことがありましたし、近所に住んでいる友人にも、同じように肺に痛みを覚えている人もいます。

また、六月ごろには、突然、身体にジンマシンが出ました。いつも食べているものしか食べていないと思うのですが、今回の事故のせいで体質が変わったというようなことがあるのでしょうか？　ジンマシンが出た原因が分からないというのは不安ですし、やはり、大気中に浮遊している放射性物質を吸い込んでしまったからではないかと心配です。私たち大人の場合には、影響が出てくるのが遅いと聞いているのですが、子どもの場合は、放射線の影響を受けやすいうえに、影響が出てくるのが早いと聞いています。

私たち福島に住んでいる人間は、今も被曝し続けているのですよね。そう考えると不安が大きくなります。まして、子どもは大人に比べると運動量も多く、外に出ている時間も長くなってしまいます。気をつけなければならない子どもたちのほうが被曝している時間が長いのです。除染をすることで放射線量が減ったということがニュースなどで言われていますが、除染することによって放射性物質はなくなっているのですか？

低線量の被曝を受けたからといって、その影響がすぐに出てくることはありません。一シーベルトを超える高線量の場合には、吐き気を覚えるなどの障害がすぐに現れますが、二五〇ミリシーベルト以下の低線量では、すぐに影響が現れることはないのです。確かに、年齢の低い人ほど大きく影響を受けますが、胎児の場合で一年以内、乳児で二〜三年以内、幼児だと五年くらい経って影響が現れてくるものです。

福島に住み続けていることによって、放射線量は積算されていきますが、だからといってすぐに影響が現れるものではありません。

六月ごろにジンマシンが出たということですが、ジンマシンは食べものに起因することが一般的です。いつも食べているから平気、というものではありません。いつも食べているものでも、免疫が低

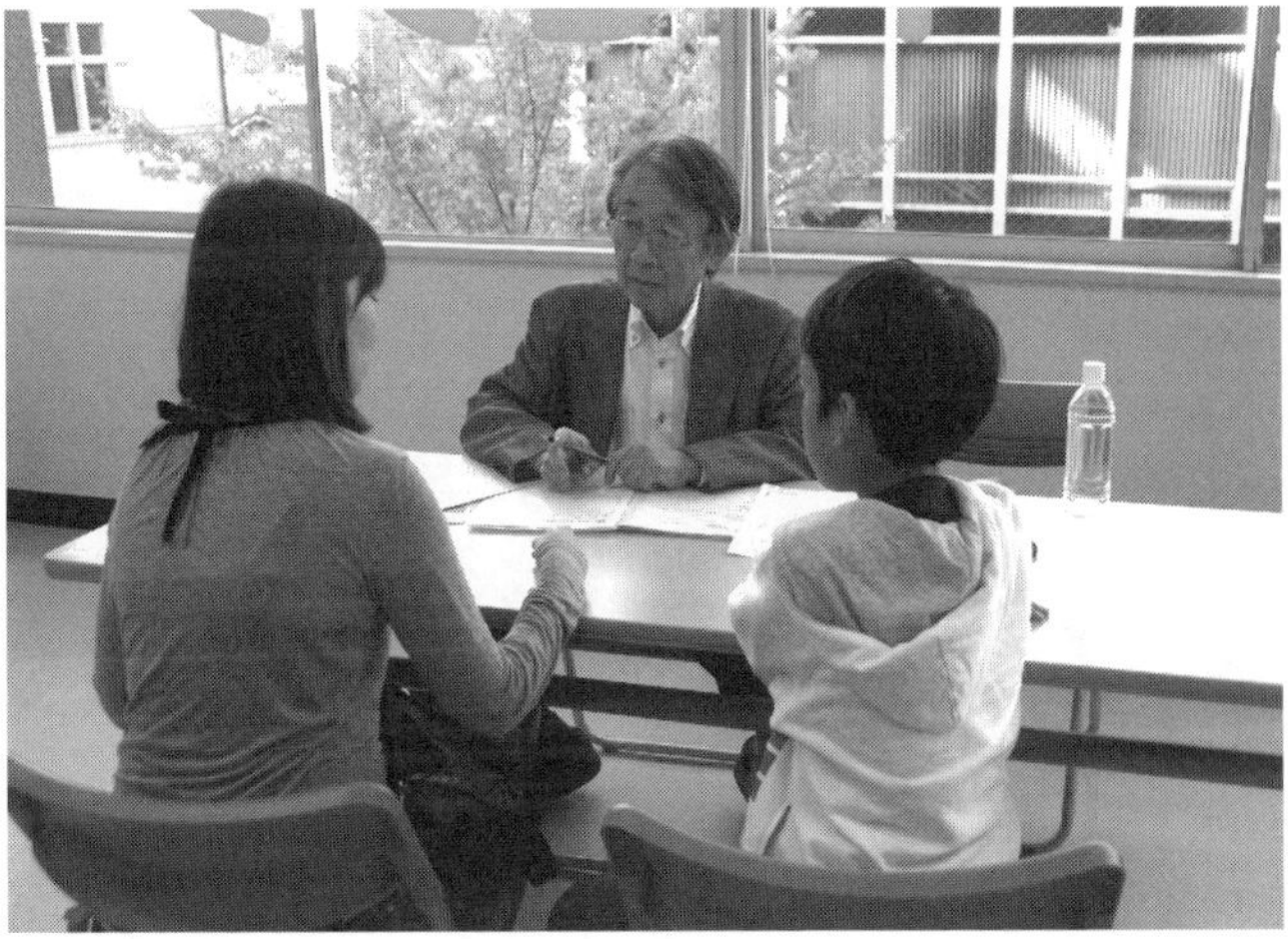

下しているときに食べることでジンマシンの出ることがあるからです。ジンマシンが出たときには、朝から食べたものをすべて書き出してメモにしておいてください。つぎにジンマシンが出たときにも同じようにメモにします。そして、同じものを食べているかどうかをチェックします。そうすることで、ジンマシンの原因を調べることができます。

血液検査でジンマシンの原因がわかるのは、七〇％とされています。

事故の後で、ノドに痛みが走り、金属臭がしたのですが、それは高濃度の汚染を受けたからでしょうか？　その後も、外に出るとノドが痛くなることがありましたし、友だちにも同じような痛みを訴える人がいます。

チェルノブイリでも、爆発直後に金属臭や味を感じた人はいましたが、すべての人ではありませんｍ。関連はありそうですが、よく分かっていません。

高濃度汚染の可能性は考えなくていいでしょう。

不安が重なったり、心配事が大きかったりすると、その人がもっている弱点に症状が出ることがあります。おそらく、事故による不安が大きくなったときに、身体の抵抗力が弱くなり、それがノドに現れたのだと思われます。同じように不安を抱えている人がいたのでしたら、ある人はノドに、ある人は肺に、ある人は血圧に、というようになんらかの症状が現れたと思われます。また、ある人がノドが痛いと言うのを聞いたことで、自分のノドが痛くなる、という連鎖反応もときに生じるものです。必要以上に不安にならないことも、このような事故のときには大切です。


確かに、他人の話を聞くことによって不安が募りますし、情報も錯綜してしまいます。私たちは、どの情報を信じればよいのかを知りたいのです。いろいろな情報だけが飛び交っていて、確かな情報が分からない。自分たちがしっかりしていないと、情報に流されて、ただウロウロしているだけです。

除染をするにしても、高額なのに、東電も国もなんの援助もしてくれない。すべて自分たちだけで処理しなければならない、これが現実ですね。

《相談者　藤井さん》

① 子どもの安全を確保するためにするべきことは？

② 事故に対する危機意識のなさをどう考えるべきですか？

住んでいるところは原発から五〇キロぐらいのところですが、隣町の川俣町まで一〇分ぐらいの距離です。川俣町には友人もたくさんいますし、よく行き来しています。

避難指定外なのですが、影響は大きいところだと思います。線量計でレベルを見ないと正確なことは言えませんが、福島県全体は放射線量が高くなっていますし、川俣町に接しているというのであれば、かなり高い数値を示すと思います。

やはり、かなり高いと考えるべきですね。両親も一緒に住んでいるのですが、子どもたちのことを心配しています。長女は、肺の辺りが痛いと言っているので、学校行事が終わったのを機会に休んでいました。また、家系としてアレルギー体質があるので、放射性物質を吸い込むことによって加速してしまうのではないか、と不安です。

肺の辺りが痛むというのは、なんらかの原因で身体の抵抗力が落ちたことによって痛みを感じたのか、胸部の筋肉痛になったのだと思います。低線量の放射線を浴びて影響の出る晩発性障害は、今の時点では現れないからです。

とはいえ、放射性物質による被害は、年齢が低い人ほど大きく受けます。とくに一八歳以下の、しかも女性であればなおさら注意することが必要です。細胞分裂するときに、正常時でＤＮＡが三か所ほど破壊されるのですが、たいてい、それらは修復されます。放射線が細胞を透過すると、もう一か所破壊されます。健康なら、それも修復されます。しかしストレスがあると修復しづらくなります。一㍉シーベルト被曝することで発癌する確率は、子どもの場合一万人に五～六人と言われています。さらに、機能的障害になる恐れもあるのですが、機能的障害に関しては数値として表すことはできません。

アレルギーも免疫システムがうまく働かないときに生じる症状です。ストレスを抱えていると免疫力が低下するので、さまざまな病気の症状が出てくることがあります。

こういうことを家族にも説明してほしいです。私がいくら言っても説得力がありませんので……。

原発事故の危険性に対する危機意識というのが、現場近くに住んでいるにもかかわらず、低いように感じるのです。みんな何も言わないのです。

そうでしょうね。でも、原則的にはそこには住まないほうがいいのです。どうしても住まなければならない人の場合、ある一定の期間はその地を離れたほうがいい。

前の方にもお話ししましたが、チェルノブイリでは、一年間に最低二四日間だけは、汚染されていない地域で保養するシステムをとっています。その間、きれいな空気と水、安心できる食物を食べる。それだけでも体内のセシウムは二〇％低下します。

二四日間ですか。私たちもこの夏は一か月間、北海道に行ってきました。確かにそれだけでもずいぶん気持ちが変わりました。

そうでしょう。もし、どうしてもこちらに住み続けるのなら、せめて子どもたちだけでも、冬休み、春休み、夏休みぐらいはどこかきれいなところに出かけるべきですね。

これからお子さんをおつくりになるご予定は？

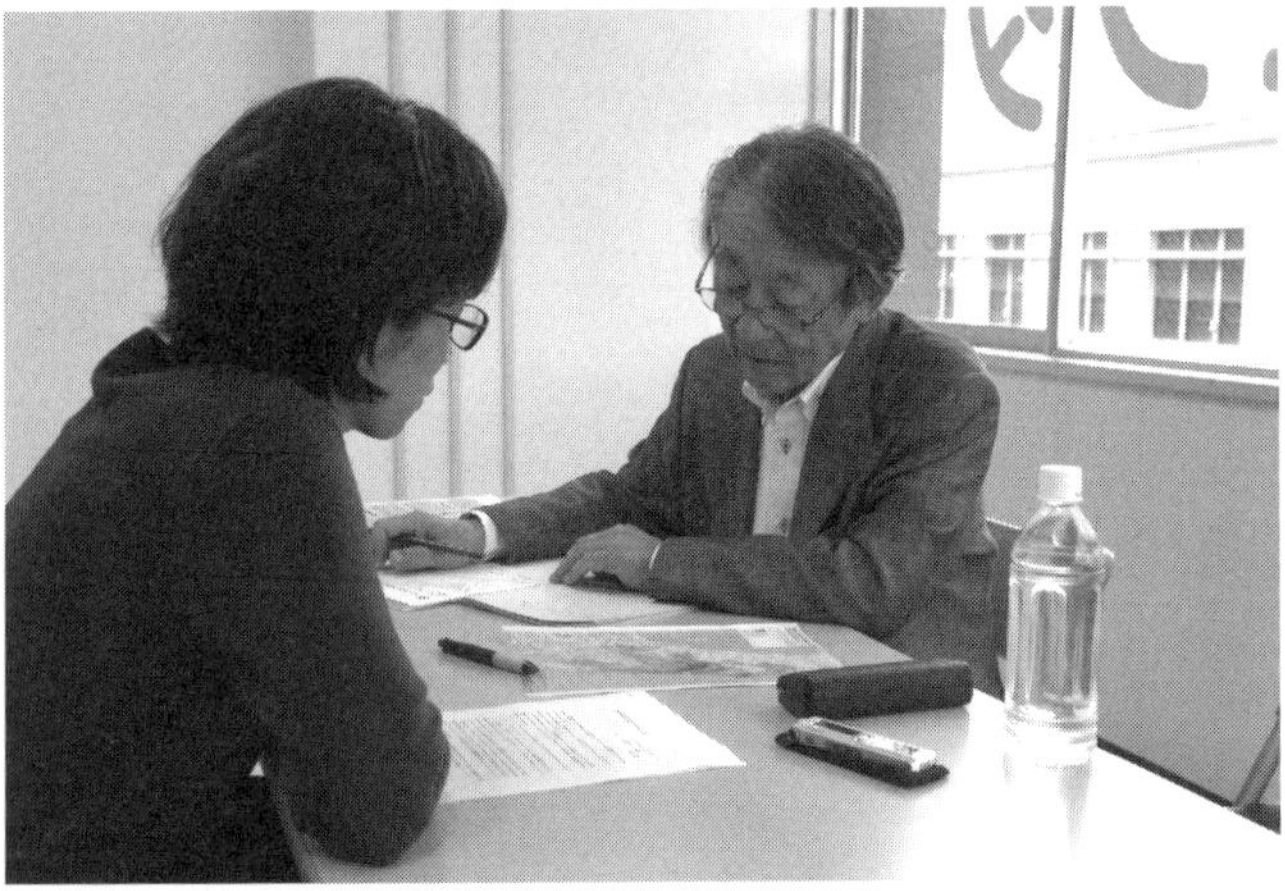

もうありません。

それでしたら、ご両親とあなた方ご夫婦はいいとして、お子さんたちだけでも安全な場所に住まわせたほうがいいですね。

そうですね。私はどんなことでもして子どもを守りたいと思います。親たちも、しだいに子どもがここにいることに危機感を募らせてきていますので、この地を離れる方向に引っ張っていきたいと思います。

ちょうど今、長女が受験を控えているので、これを機会にみんなで移転することも考えているところです。子どもは美術に関心をもっていて、そちらの方向に進みたいという意思は変わらないようです。京都だと美術に関するいろいろなことを勉強するにも都合がいいと思いますし、本人も、問題集を買ってきて勉強したり、京都の学校のことを調べたりしておりますので、部屋だけでも押さえておこうと、仮押さえもしています。

初めはなんの関心を示さなかった親たちも、最近になってようやく、本心では寂しいのでしょうが、「福島にいるより、京都の学校に行かせたほうがいい」とか、「京都のほうだったら暖かいし、いいんじゃない」などと言ってくれるようになりました。娘の進学をきっかけに、せめて子どもたちだけでもこの地を離れられたらいいなぁと思って、少しずつ準備しています。

私は仕事をもっているので、休みをもらって、もっと現地のことを調べに行かなければとも思っています。せめて学校に行っている間だけでもこの地を離れて、その後、帰ってくればいいと思います。

最初の頃は、あまりにもいろいろなことがあり、考えがあっちこっちに飛んでしまって、何をすべきか考えがまとまらなかったのですが、最近になってようやく、じっくりと考えられるようになり、子どもたちだけでもこの地を離れて、京都で暮らすのがいちばんいいのかなと思えるようになりました。

できれば、家族みんなで移るのがいいのでしょうが、親はこの地を離れないと言いますし、親を置いていくわけにもいきません。

そうですね。まず、子どもたちを避難させることが大切ですね。

先生にそう勧められたと言って、もっと具体的に動くようにします。

それから、わが家ではなく、近所に鼻血が出る子どもがいたのですが、被曝と関係があるのでしょうか？　うちの子は、元々、鼻血が出やすい子だったのであまり気にはしなかったのですが、この事故の後で急に出始めた家では心配しています。

子どもというのは、本来、鼻血が出やすいものです。鼻血が出るとすぐ、被曝のせいだと結びつけてしまいがちですが、それは、ある医師が広島への原爆投下で高線量の放射線を浴びた急性障害の患者の写真を見せたことから広まってしまったのです。今回の事故の場合には、被曝と鼻血とを結びつけることは間違いです。低線量の被曝で鼻血が出るということは、まずありません。たまたま身体の抵抗力が弱まり、子どもの弱い部分である鼻に症状が出てしまった、と考えたほうがいいと思います。鼻血の第一の原因は炎症で、細菌性（初夏に多い）、ウイルス性、アレルギー性が主な要因です。

そうですか。たまたまそんな知識をもっている人がネット上に載せてしまい、それがあちこちで心配を呼び起こしてしまったということですね。ある時期には、下痢が問題になり、被曝することで下痢になるとも言われましたね。生半可な情報をもった人が、いろいろなことを言って、不安を広めているということですね。

私たち大人は、もうどうなってもいいやなどと覚悟を決めていますし、それほど心配はいりませんが、子どもと、これからも子どもを産む予定の人は気をつけなければいけないということですね。

そう。極端な話、大人のことはあまり考えなくてもいいんですよ。

でも、近所にいる女性は、おばあちゃんがいて面倒をみる必要があるから避難できないと言っています。たまには汚染されていない場所に行けばいいのでしょうが、なかなかそれも難しい状況です。

そんな状態で、うちの周りでは避難した人がそれほどいないんです。ポツポツいる程度なんです。外で遊んでいる子どももいますし、外に出歩くのにマスクをしていない人もいます。

マスクは、それほど効果がありませんけれどね。

もう事故のことなど忘れてしまっているのかな、と思ってしまいます。

いや、それは、忘れたいのです。

そうですね。忘れたいですよね。自分も、一時期、血圧が上がって動悸などもしましたが、今は慣れっこになってしまったのかそれも治まっています。やはり、ある時期にはいろいろと考えることが重なって、ストレスがあったんだなぁと自分でも思います。なるべくよけいな考えをしないようにしています。

年寄りは、子どもたちのために除染をしっかりしてねなどと言っていますが、自分たちはあまり動こうとしません。もう、あきらめているんでしょうかね。

チェルノブイリでは強制避難をさせて、その周囲を隔離状態にし、二度と故郷には帰れなくしています。それは国が強制的に行ったことです。本来なら、日本でも、そうあるべきなのでしょうが……。

私の会社にも、原発事故に詳しい理科系の人がいるのですが、そういう人が何も言わないので、私たち周りのものも何も言えなくなってしまいます。

避難区域の人とその周辺の人とでは放射線量が大して変わらないはずなのに、調べない。調べもしないでずーっとそこに住んでいる。少しずつ調べる範囲が広がってきて、ようやく調べることができたら、かなり高い数値になっていた。それからあわてて、除染するなどの対策を考えるわけです。

また、すぐ隣の家では避難しているのに、そんなことはまったく気づかずに住み続けていた人もいたわけです。こんな小さな町でも、隣近所のことには無関心になってしまったんですね。こんな状態があまりにも多いので、みんな、もうあきらめていますよ。

除染に対する助成金が五〇万円出ました。そのお金を避難資金に使えないんですかと聞くのですが、認めてもらえない、その意図をわかってもらえない。本来なら、避難をした後で除染するべきなのではないかと思うのですが、そんなことを言っても耳を貸してもらえません。でも、普通に掃除するときでも、邪魔なものは除けてから掃除をするじゃないですか。それを、子どもを住まわせたままの状態で除染すると言っているわけです。だれが考えてもおかしいと思うことが、平気で行われているのが今の状況です。

では、五〇万円でどれだけの除染ができるのですかと聞いても、とにかく五〇万円でできるだけの除染をするしかないんだと言われる始末です。

それはおかしな考えじゃないですかと言うと、今度は黙ってしまうのです。

こんな状態がいつまで続くのでしょうね。

とにかく避難するのがいちばんいいのですが、そこまで真剣に考えている人が少なすぎるということですね。先ほども言いましたように、チェルノブイリでは国が一括して避難させました。

もう今となっては、自分たちのことは自分たちで守るしかありません。

そうですね。自分たちのことは自分たちで守るしかない。国や自治体、お役人はあてにできない、ということですね。

《相談者　原田さん》
①　除染で町はきれいになるのでしょうか？
②　洗濯物を外に干しても大丈夫ですか？

子どもは、今までにホールボディカウンターで検査を二度やりました。九月に行った一度目は一〇二ベクレル、一〇月末に測定したときには八三ベクレルでした。そのほかに、私としては、食べ物にも気をつけ、とくに子どもには放射線量の少ないものを食べさせるようにしています。でも、このようなことにいくら気をつけていても、住んでいる場所や住んでいる家の形態などによって数値に違いはあると思うのです。

たとえば、空間線量が少なくなったとしても、コンクリート建築の場合には、コンクリートに放射性物質が浸み込んでしまって数値が減らないようです。木造建築の場合には、隙間があるので放射性物質が容易に室内にまで入り込んでいる可能性があります。

現に、私の家で線量を測定しましたら、車庫の下の芝生の辺りの数値が高かったので、芝生や土を剝ぎとって土嚢詰めにしました。そして、その土嚢を、トイレの壁の外に置いておいたところ、今度はトイレの線量が増えてしまったのです。土嚢から出た放射線が、トイレの壁を突き抜けてトイレの数値を上げたのだと思います。

そうなのです。除染をしても放射線量そのものはいっこうに減っていないのです。除染とは、染みを除くと書きますが、放射性物質の場合には、汚染を除くのではなく、汚染を移すだけです。いまのトイレの例からもわかるように、芝生に付着していた放射性物質を土嚢に入れて移しただけで、その土嚢からはそれまでと同じ放射線量が放出されています。だから、今度は、トイレの放射線量が増えることになるわけです。

同じように、水で洗い流して除染した場合にも、洗い流された放射性物質は川や下水道に流れ、やがて海に注ぎ込まれて海中で放射線を放出し続けます。

ですから、私としては、放射性物質をある一か所に集め、穴を掘って放出しないような状態で埋めるか、コンクリート詰めの石棺にするしかないと思っています。それに適している場所は、福島第一原発二〇km圏内ではないでしょうか。

おそらく、そうすることが最も安心できる策だと思うのですが、今の現実を見ているとそんなことがなされるとはとうてい思えません。ですから、自分たちでその防衛策を考えなければいけないのです。たとえば、今の時点で、洗濯物を外に干すことは可能ですか？　もう、空気中に放射性物質は浮遊していないという情報を信じて、ときには外に干したりしているのですが、やはり不安を拭い去ることはできないでいるのです。子どもの洗濯物は室内で、大人の洗濯物は外に出してもいい、などとも考えているのですが、やはり気持ち悪いものですね。

また、これから寒くなりエアコンを動かすことになりますが、一般的には外気を取り入れて室内を暖めるシステムです。また、一酸化中毒防止のために、ときどき窓を開けることはかまいませんか？　換気しないと室内に汚れが溜まっていくようで不快な感じがします。

今も、大気中には放射性物質が浮遊していますよ。非常に軽いものですから、風が吹くと塵や土埃などに付着して舞い上がっています。今なさっているように、せめて子どもの洗濯物だけでも外には出さないほうがいいでしょうね。

それから暖房のことですが、つけるとどうしても外気を取り込むことになってしまいますね。暑い時期よりは寒い季節のほうが、重ね着することでより容易に乗り越えることができるとは思うのですが……。

換気はなるべく少ないほうがいいですね。換気はしなくてもいいくらいだと考えてください。木造の日本家屋だと換気の必要はありません。

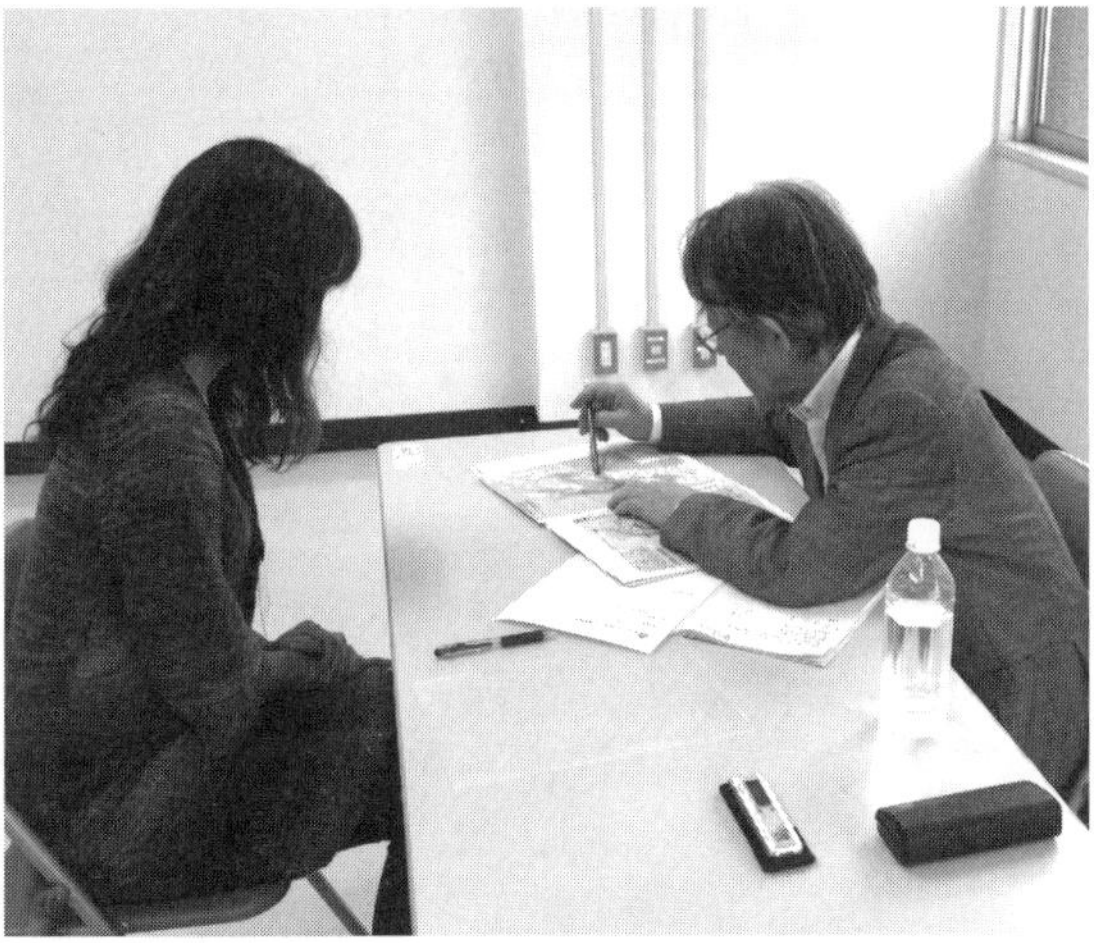

しかし、これらの外部被曝は、福島に住み続けると覚悟した以上は避けることができません。問題は内部被曝をいかに抑えるかです。低線量放射線下にあって人間の身体に害を及ぼす割合は、内部被曝が八割、外部被曝が二割とされています。ですから、八割の内部被曝をいかに少なくすませるかに意識を高めてください。

たとえば、野菜は洗うことでセシウム量を少なくできるという情報があったかと思うと、少なくできないという情報もあります。先日も、シイタケに付着した放射性物質は煮ることで少なくなるという記事があり、実際に試してみたのですが、生のシイタケに含まれている放射線量と、煮た後に含まれている放射線量に違いはありませんでした。結局、シイタケの場合、洗っても、焼いても、茹でても、煮ても、放射線量は変わらなかったのです。

放射性物質についての専門家はほとんどいないというのが現状です。しかし、今回の事故を契機としてさまざまな質問が集中し、本当は知らないことにまでつい口を挟んでしまう。その結果、嘘の情報を流してしまったというのが真相ではないでしょうか。

ただ、米の場合から推測できますが、稲のモミ、玄米、白米と、内側に行くほど放射線量が少なくなるように、キャベツなどでも葉の外側のほうが放射線量は多いようです。しかし、それにしても、すべてを除去することは不可能でしょう。大人の場合には食べてもそれほどの影響はないでしょうが、子どもの場合には細心の注意が必要です。やはり、放射線量測定器で計って安全と確認されたものを食べさせるようにすることが基本です。

そうですね。子どもの食事には気を使うことが大切ですね。食に対する関心があまりないのか、この辺りでは、大人はミョウガや野菜をそのまま平気で食べています。その反面、パンに使う水にまで気を使っている奥さんもいます。この三月の事故までは、自家製の野菜を食べ、家に野菜がないときにはスーパーに行って、いちばん安い野菜を買ってすませることができていました。でも、今回の事故のあとは、その安い野菜は、少なからず汚染の恐れがあるため買うことができません。食に気を使うということは、お金のかかるものなのですね。

「食」
① 食品放射能測定（食品の放射能を計測）
② ゲルマニウム検出器の活用（放射能が微量とされる食品の計測）
③ 市民による放射能測定ネットワーク（県外各機関との情報交換、検体交換）
「住」
① 土壌および農業資材の測定（土壌・麦藁などのガンマ線の計測）
② 空間線量測定（測定技術の指導・相談、データ公開方法などの指導）
③ モニタリングポスト設置（24 時間継続測定を行うモニタリングポストの設置）

「体」
① ホールボディカウンター測定（人体中のセシウムを計測し、内部被曝の指標に）
② 子ども健康相談会（放射能に対する保護者の健康不安に対処）
③ 生活手帳（事故以後の行動を記録する）

「智」
① CRMS ブックセンター、CRMS メディア（書籍の販売と編集・出版）
② 市民・科学者国際会議（市民と科学者とが連携した協議の場の設定）
③ 海外ネットワークおよび視察（独・仏・ベラルーシなどの提携団体との研修）

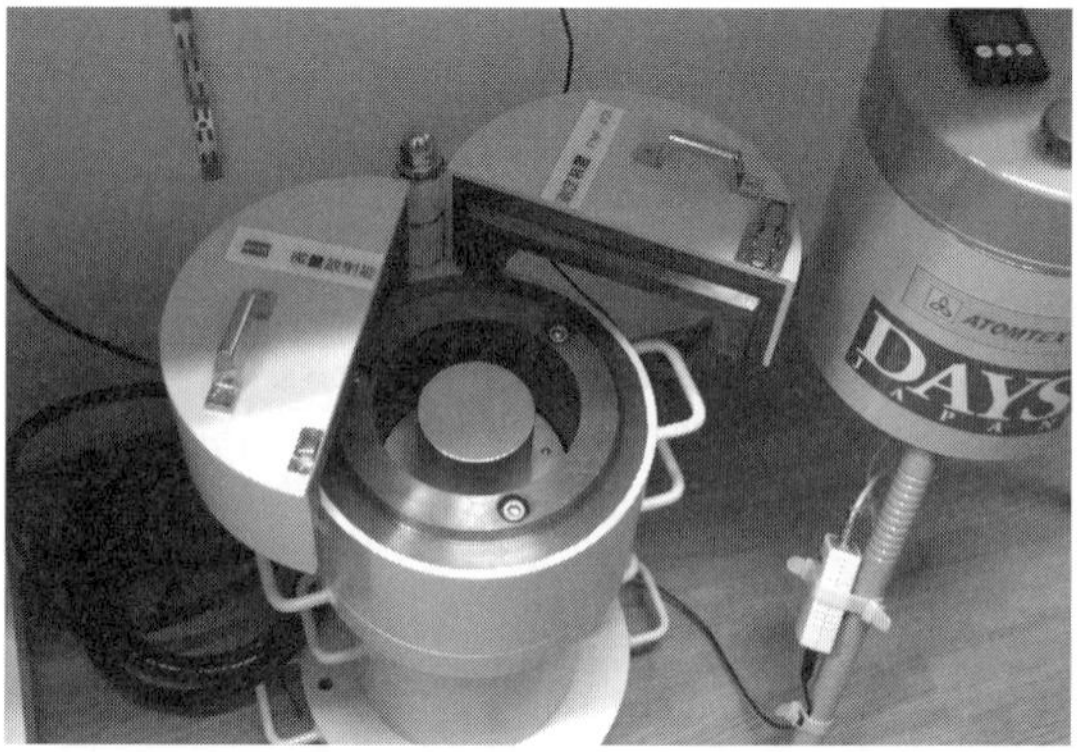

食品放射能測定器

CRMS 市民放射能測定所
CRMS Citizens' Radioactivity Measuring Station

福島市置賜町８－８　パセナカ Misse　１F
Tel　024-573-5697
http：//www.crms-jpn.com

福島市にある市民放射能測定所（CRMS）は、市民による放射能防護のための活動をする任意団体である。

CRMS は、3 月 11 日の福島第一原発事故後、放射線量が多いにもかかわらずなんの対策も講じられないことに不安を覚えた福島市民が、自分たちの子どもの安全を守るためには、自らが立ち上がらざるを得ないとして創設された。そして、「二代、三代先の子を守る」という趣旨のもと、各地の医師たちと連携しながら、空間放射線量測定、食品放射能測定、体内の放射能量の測定（ホールボディカウンター）、子ども健康相談会（＋生活手帳）、放射能防護の知識を得るためのブックセンターなどの活動を行っている。

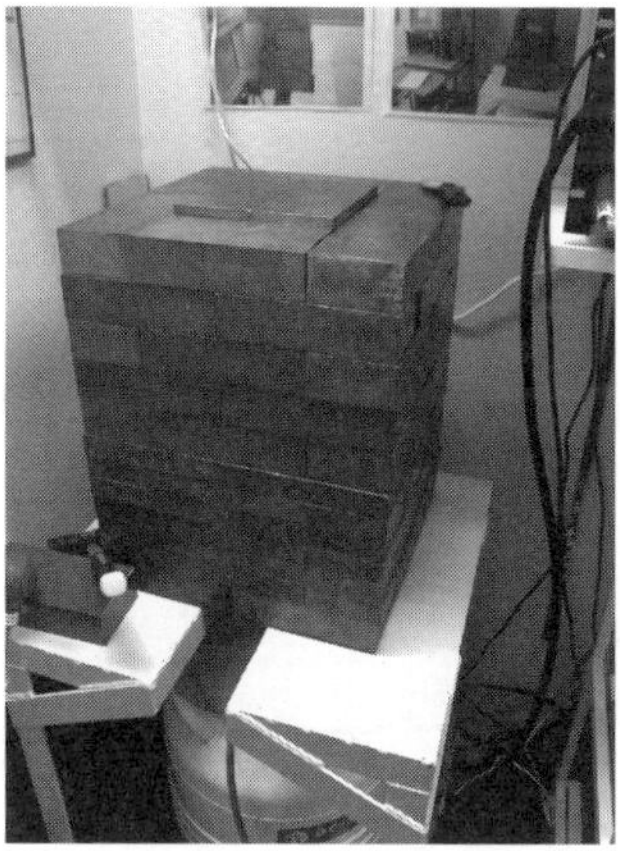
ゲルマニウム放射能測定器

運営は、主なスタッフの出資とボランティアによって行われており、測定所を開設するに当たっては、スタッフがフランスやドイツに出かけて放射能測定に関する研修と支援の呼びかけに取り組んだ。また、チェルノブイリ原発事故の支援団体とも連携しながら、より手厚い支援のあり方を心がけ、心身ともに健康な子どもの環境作りを模索している。

具体的な活動は、子どもの「食」「住」「体」「智」を複合的に支援することにあり、以下のような内容である。

なお、食品測定や大人のホールボディカウンター測定については、維持・運営費として3000円の協力金を支払うことになっている。

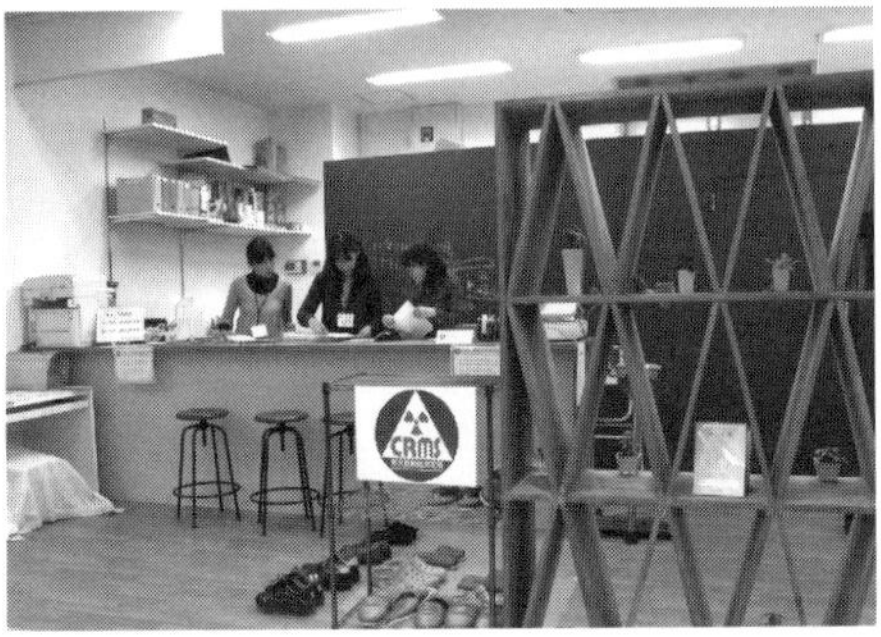

市民放射能測定所（福島市）

福島県内のCRMSネットワークには、すでに開設している測定所として、

- 郡山市の「市民放射能測定所・にんじん舎」
- 田村市の「あぶくま市民放射能測定所」
- 二本松市の「ゆうきの里東和」
- 須賀川市の「銀河市民放射能測定所」
- 南相馬市の「南相馬市民放射能測定所」
- 伊達市の「おぐに市民放射能測定所」

などがある。

空間放射線量測定器、食品放射能測定器、ホールボディカウンターは、「DAYS放射能測定器支援募金」と「未来の福島こども基金」から寄贈された。

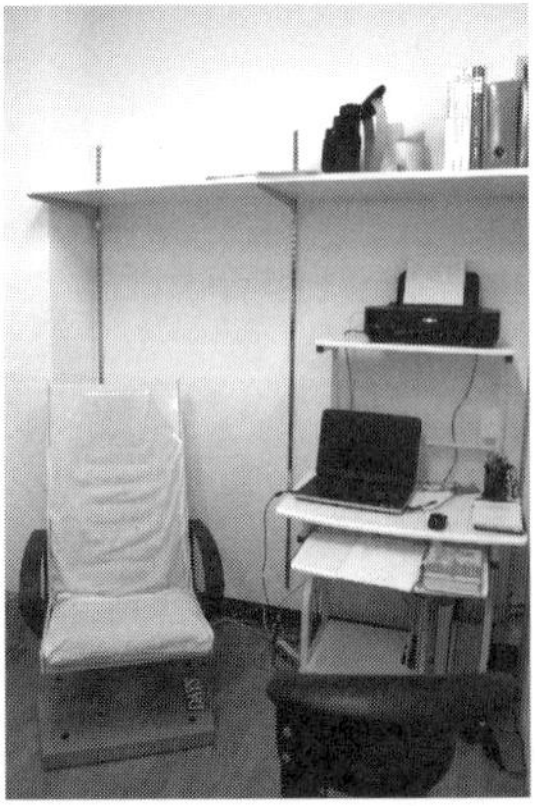
ホールボディ
カウンター

第２章
放射性物質の恐ろしさ
――親たちが知っておくべき基礎知識

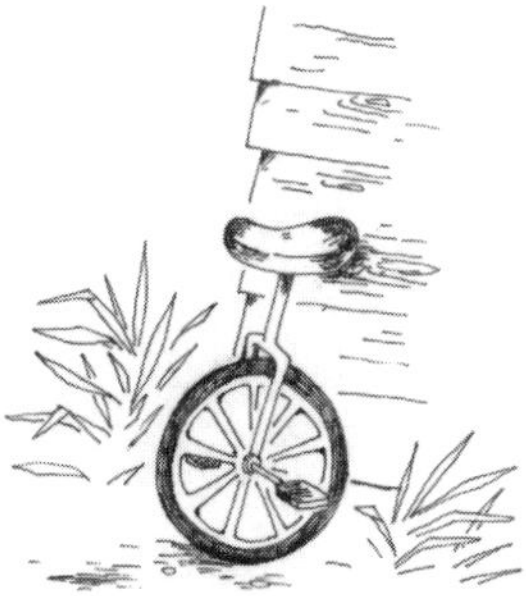

放射能とはどういうものか、人間の体にどういう影響を及ぼすかなどについては、すでに多くの出版物が刊行され、また、新聞やテレビ等の報道を通じてみなさんは学んでいるはずである。ここでは、子どもたちの問題を中心に改めて基礎知識をまとめてみた。政府や電力会社から流される情報をうのみにしないためにも、ぜひ活用していただきたい。

原子力発電とは

最初に、原子力発電（原発）に関する初歩的なことから理解しましょう。

原発というのは、ウランに代表される核物質を核分裂させ、そのときに生じる熱で水を蒸気に変え、その蒸気の力でタービンを回して発電するというものです。水力発電では、上に溜めた水を落下させることで直接タービンを回して発電しますし、火力発電は、ガスや石油、石炭を燃やして水を蒸気に変え、蒸気でタービンを回して発電します。構造の面からだけでみると、原発と火力発電の違いは燃料です。しかし、問題は、この燃料の違いにあるのです。

原発において、核分裂させる箇所を「原子炉」と呼びますが、そもそも原子炉とは、原子炉で生成されるプルトニウムを核爆弾に用いるために開発されたものです。核分裂が急激に起こると、驚異的なエネルギーを発生して爆発するのです。それが核爆弾です。そのため、原発における原子炉では、濃縮度の低いウランを用いてゆっくりと核分裂を起こさせています。また、核爆発を防ぐために制御棒を用いて、核分裂に必要な中性子を吸収するシステムになっています。

原発では、ほとんどの場合、原子炉を冷却するために水を用います。タービンを回した後の

原子炉の概念図

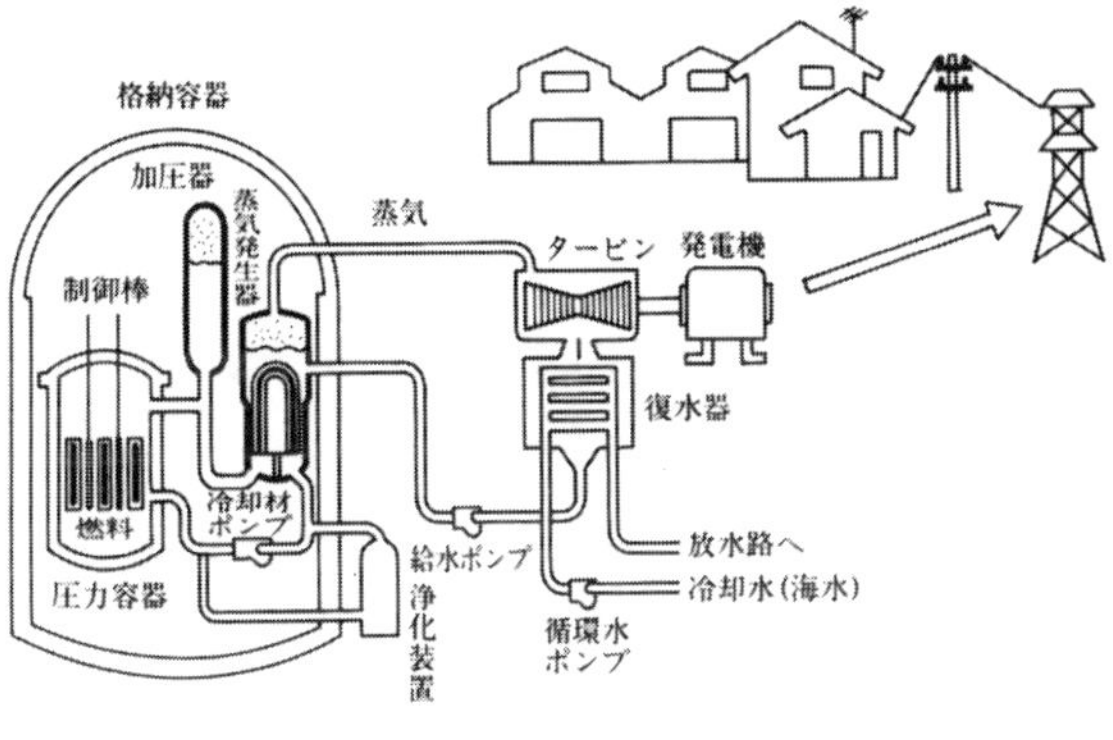

加圧水型（PWR）

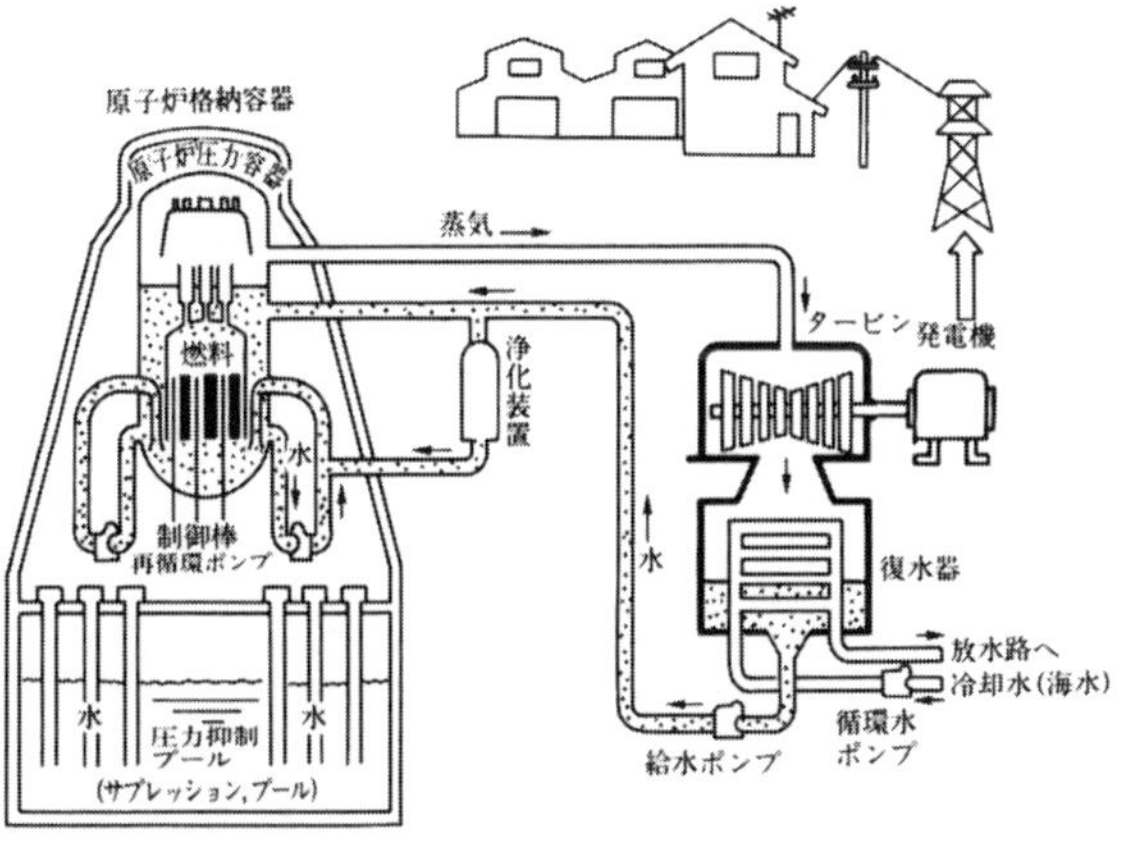

沸騰水型（BWR）

『原発暴走事故』（伊藤良徳著・三一書房刊）より

熱を取り除かなければ、発電を継続的に行うことができないからです。核分裂によって発生する熱は二四〇〇度（東京電力では一七〇〇度と発表）に達するため、機器の損傷を早めてしまいます。損傷を防ぐためには二百数十度まで下げる必要があります。

また、冷却水が循環できなくなると、原子炉内の水は蒸発してしまい、むき出しにされた核燃料は自らの熱で溶解します。これが「メルトダウン」です。それで、水を大量に使うため、原発の立地条件として海や川の近くが選ばれるのです。日本の原発はすべて海の近くに設置されています。

天然ウランには、核分裂を起こさないウラン２３８が九九・三％、核分裂を起こすウラン２３５が〇・七％含まれており、原発にはウラン２３５を三〜五％に濃縮した燃料が使われています。このウラン２３５が中性子に当たると、ウランの原子核が二つに分かれる核分裂が生じます。この核分裂のときに中性子が二、三個飛び出して熱を発生します。この核分裂のときに生じた中性子の数を調整しながら、つぎつぎとウラン２３５に当てていくことで恒常的に核分裂反応を起こさせることができます。これが「臨界」と呼ばれる状態です。

一方、核分裂によって生じた中性子が核燃料に含まれているウラン２３８に当たると、プルトニウム２３９に変質し、燃料中に溜まっていきます。このプルトニウム２３９は核分裂を起こしやすく、原爆の原料として使われる物質なのです。このほかにも核分裂によって、ヨウ素131やセシウム137、ストロンチウム90などが生成されます。これら核分裂の後に残る物質が「放射性物質」です。一般に「死の灰」と呼ばれているものは、これらの総称です。

そして、これらの危険な放射性物質をどう処理するかが、原発における最大の課題です。残念ながら、現在の科学では、これら放射性物質を処理する解決策は見いだせていないのです。

Point!!

- **危険な放射性物質とは、プルトニウム、ストロンチウム、セシウム、ヨウ素など。**
- **放射性物質を処理する解決策は今のところない。**

原発事故がもたらす急性障害と晩発性障害

原発が事故を起こすということは、正常な状態であればそれほど放出することのなかった危険な放射性物質を周囲にまき散らすことを意味しています。

一九八六年四月二六日午前一時二三分に生じた旧ソ連のチェルノブイリ原発事故では、高線量の放射能がまき散らされ、作業員二八人が急性放射線障害によって死亡しました。一九九九年の茨城県東海村の核燃料加工工場（ＪＣＯ）での臨界事故でも、作業員二人が死亡しています。高線量の放射能を浴びてしまうと、その影響はすぐに出ます。早期に影響が出る障害を「急性障害」といいます。これに対して、低線量の放射能を浴びたときに、時間が経過してから出る障害を「晩発性障害」といいます。この場合、何年も経ってから影響が出てくるのです。

この晩発性障害の代表的なものが、各臓器の癌や白血病（血液癌の一種）です。ところが、癌や白血病はさまざまな要因から発生する病で、直接放射能が原因で発生したとは断定できないのです。たとえば、喫煙や遺伝的要因、ウイルス、さまざまな発癌物質などが原因で発生した癌と、放射能が原因で発生した癌とはまったく区別がつきません。数年～数十年後には、放射能が原因で発生する癌や白血病があるはずですが、その原因が原発事故にあるとは言い切れないのです。

チェルノブイリ原発事故でも、放射線を浴びた子どもたちが、数年後に癌や白血病を発症したという例が報告されています。古い記録では、一九五七年にイギリスのセラフィールド原爆プルトニウム生産用再処理工場で放射能漏れの事故が起き、再処理工場から日常的に放射能に汚染された廃液を海に流していました。その結果、再処理工場周辺の子どもたちの白血病発症が、イギリスの全国平均の一〇倍であることが報告されましたが、それは一九八三年になってからのことです。さらに、一九九〇年になってから、サザンプトン大学のガードナー教授による調査結果が発表されました。じつに、事故から三三年後のことです。

では、放射能から子どもたちを守るためにはどうすればいいのでしょう。

そのためにはまず、放射能とはいったいどういうものなのかを知っておく必要があります。

Point!!

- **急性障害とは、原発事故によって高線量の放射線を浴び、数日後から数か月後までの早期に現れる障害。**
- **晩発性障害とは、低線量の放射線を浴びたときに、時間がかなり経過してから発生する障害。**
- **障害の代表が、各臓器の癌や白血病。**

シーベルトとベクレルの違い

核分裂によって生じるヨウ素131、セシウム137、ウラン、プルトニウムなどの放射性物質から放出される電磁波や粒子線のことを「放射線」といいます。放射線には、α（アルファ）線、β（ベータ）線、γ（ガンマ）線、X（エックス）線、中性子線、宇宙線などがあります。本来、放射線を出す能力のことを「放射能」というのですが、放射線のことを放射能と表現することもあり、あまり厳密に区分しないで使われています。

福島原発の事故の後、よく耳にするようになった単位「シーベルト（Sv）」とは、放射能が人間の身体にどれだけ影響を及ぼすかを表す単位です。「ミリシーベルト（mSv）」とは一〇〇〇分の一シーベルト、すなわち、〇・〇〇一シーベルトのことです。また、「マイクロシーベルト（μSv）とは一〇〇〇分の一ミリシーベルト、すなわち、〇・〇〇一ミリシーベルトのことです。「一マイクロシーベルト／h」というように「／h」がつくと、「一時間当たり」のマイクロシーベルト数という意味です。一ミリシーベルトがどのような単位かというと、一本の放射線が体内にある六〇兆すべての細胞を透過する単位ということです。

シーベルトが、放射線が人間に及ぼす影響をはかる数値であるのに対して、物質そのものに含まれている放射能の量を表す単位が「ベクレル（Bq）」です。食品や土壌に含まれている放射能量を表すときに使われます。「五〇〇ベクレル／kg」とは、一キログラム当たり五〇〇ベクレルの放射能が含まれているということです。

また、放射性物質から放出される放射能量（ベクレル）が同じでも、人間の身体に与える影響（シーベルト）は異なります。それぞれ放出される放射線の種類やエネルギーの大きさが異なるからです。したがって、食品に含まれている放射能の基準値を表記するときには、「セシウムは〇〇ベクレル／kgまで」「プルトニウムは〇〇ベクレル／kgまで」というように、放射性物質によってその基準値（ベクレル／kg）を変えています。ただし、食品に関しては、特に断らないかぎり、セシウムの放射能量（ベクレル／kg）で表しています。

Point!!

- **シーベルトとは、放射線が人間の身体にどれだけ影響を及ぼすかを表す単位。**
- **ベクレルとは、物質そのものに含まれている放射能（放射線を出す能力）の量を表す単位。**

内部被曝と外部被曝

放射線にはものを透過する性質があります。X線レントゲン写真で体内を検査するのは、その透過性を利用して身体の異常を発見できるからです。しかし、放射線の透過性は種類によって大きく異なります。α線は空気中で数㎝しか飛ばず、しかも紙切れ一枚で遮断できますので、外部から放射線を浴びる分にはあまり問題になりません。β線は一～二m飛びますが、アルミニウムなどの薄い金属板や木などで遮断できます。γ線は厚いコンクリートや鉛でだいたい遮断できます。セシウム137やヨウ素131はβ線とγ線を出します。中性子線は透過力が強く、コンクリートや厚い鉛ですら透過してしまいます。しかし、中性子線は水の層を透過することはできません。

放射能を浴びることを「被曝」といいます。原子爆弾の被害にあうことを「被爆」と書くのに対して、「被曝」は放射線にさらされることを意味します。

被曝には、身体の外側にある放射性物質を皮膚を通して被曝する「外部被曝」と、飲食や呼吸などによって体内に取り込んだ放射性物質が出す放射線によって被曝する「内部被曝」があります。

透過力の弱いα線は、外部被曝に対しては洋服で防ぐことができます。たとえ皮膚についてしまっても洗い流すことができます。しかし、「数㎝しか飛ばない」性質をもったα線が、内部被曝では非常に危険です。一般に、放射線はものを通過する途中で吸収され、しだいに減少していく性質がありますが、α線の場合には、透過力が弱いにもかかわらず、近くの細胞に与える影響力が強く、体内で至近距離から臓器に対して放射線を浴びせ続けるのです。

そのα線を出す放射性物質の代表的なものがプルトニウムです。軽いヨウ素などと違い、重くてあまり飛ばない放射性物質なので飛散することは少ないのですが、ＭＯＸ燃料に使われ、福島第一原発から放出されたことはすでに確認されています。

その毒性は、かつて人類が出合った最高のものと言われ、皮膚の表面でさえぎられますが、経口摂取と吸入摂取が進入経路となります。

Point!!

- **「被曝」とは、放射線を浴びること。「被爆」とは、原子爆弾の被害にあうこと。**
- **外部被曝とは、身体の外側にある放射線を皮膚を通して被曝すること。**
- **内部被曝とは、飲食や呼吸などによって放射性物質を体内に取り入れ、体内で発生する放射線に被曝すること。**

ヨウ素とは

放射性物質として広範囲に影響を及ぼすのが、気体として飛んでくるヨウ素131です。放射線を出さないヨウ素（ヨード）は、人間に不可欠なもので、タンパク質合成などの成長に必要な甲状腺ホルモンを作るという重要な役割を果たしています。

とくに成長が盛んな胎児、乳児、子どもの身体は、常にヨードを必要としています。現在知られているかぎりでは、甲状腺ホルモンのT4（チロキシン）とT3（トリヨードチロニン）を合成するために不可欠とされているのです。そして、成長期にヨードが不足すると、知能や成長の発達障害を引き起こす恐れがあるとされています。

日本人の場合は、海産物をよく食べるという食習慣からヨードが欠乏しているということはまずないと考えられますが、母体のT4のうちの三分の一は胎盤を通して、胎児に送られています。したがって、子どもの健康を考えたときに、まず問題となるのがヨードと同じような動向をする放射性のヨウ素131です。放射性のヨウ素131も口から体内に取り込まれてヨード同様に甲状腺に集められます。その結果、ヨウ素131が発する放射線により甲状腺の細胞が破壊されて、甲状腺癌を引き起こす可能性があるのです。

ただし、ヨウ素131の物理的半減期は八日間と比較的短いので、現在では、福島原発の近くでなければそれほどの影響はありません。

甲状腺癌になれば、甲状腺をすべて摘出することになります。その結果、T4とT3が作られなくなるので、一生ホルモン剤を飲み続ける生活になってしまいます。チェルノブイリの原発事故の後、二五年も経った今でも私たちが支援を続けている大きな理由の一つが、このホルモン剤の購入にあります。

「甲状腺癌は治るので心配はいらない」という意見もあります。確かに死亡率は三%以下で、癌としてはさほど〝たちは悪くない〟と言えるかもしれませんが、福島の事故でも、今後子どもたちに甲状腺癌が増えていく可能性はあるのです。

ただし、仮に放射性ヨウ素131を体内に取り込んだとしても、ヨードが足りていれば余剰分として体外に排出されます。ですから、海産物を多く摂取することが大切です。ベラルーシ、ウクライナ、ロシア、ドイツなどでは、海産物を食べる習慣がほとんどないため、ふだんの生活でもヨード不足の状態にあると言われています。このように考えると、日本ではチェルノブイリほどには甲状腺癌の被害は出ないはずです。

また、ヨードの必要量は年齢によって違います。一日の最低摂取量では、乳児は体重一キログ

食品中のヨード含有量

食品	常用量（g）（平均的な1食あたりの量）	常用量ヨード含有量（μg）	100g ヨード含有量（μg）
昆布（乾燥）	5cm 角（5g）	8340.4	166807.9
とろろ昆布	5g	9000.0	180000.0
味付け海苔	1人前（1g）	74.5	7452.0
青海苔（乾燥）	1人前（1g）	62.5	6253.0
海苔（佃煮）	大さじ1杯（15g）	61.6	410.7
ヨード卵	1個（50g）	400.0 ～ 700.0	800.0 ～ 1400.0
いわし	大1尾（110g）	293.7	267.0
さば	中1切れ（80g）	198.2	247.8
かつお	大1切れ（100g）	198.0	198.0
ぶり	大1切れ（100g）	190.0	190.0
たい	大1切れ（100g）	36.3	36.3
あじ	中1尾（100g）	32.2	32.2
焼きちくわ	1本（120g）	13.6	11.3

伊藤病院〈東京都渋谷区〉のデータより

ラム当たり三〇マイクログラムですので、たとえば、体重が五キロだとすると一五〇マイクログラムになります。一〇歳未満の小児の場合には、七〇～一二〇マイクログラム、一〇歳以上なら一二〇マイクログラムとなります。思春期と大人は一五〇マイクログラムとなります。また、妊娠中の女性は、胎児の分も必要なので一七五マイクログラムとなり、授乳期には二〇〇マイクログラムが目安となります。

ただし、ヨードが足りないからといって妊婦にヨード剤を飲ませることは危険です。産まれた赤ちゃんには甲状腺の機能が備わっていますが、妊婦が過剰にヨード剤を摂取することで、胎児が甲状腺機能低下症になる危険性があるからです。その結果、知能の低下、成長発育の低下を招く危険が

甲状腺の場所

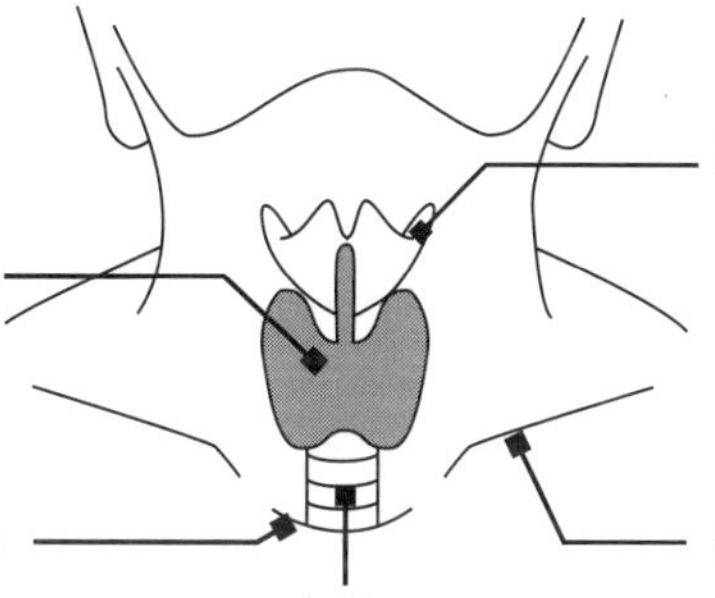

あります。ですから、妊婦に放射性ヨウ素による内部被曝の恐れがある場合には、ヨード剤を服用するのではなく、真っ先に避難することです。

最後に甲状腺癌の見つけ方を説明します。甲状腺の場所は、首の付け根の真ん中の部分、鎖骨の上です。両耳の下にあるリンパ節と勘違いしている人が多いので注意しましょう。

甲状腺は触っても通常はほとんどわかりませんが、甲状腺癌になるとこの部分にしこりができたり、はれたりします。橋本病や良性の甲状腺腫瘍でもはれますが、一般的にこの部分にしこりができたり、はれたりしたら検査を受けることを考えてください。小さい子どもの場合には、発症するのが比較的早く、二〜三年以内に症状が出てくるのが普通です。しかし、人によっては、何年もかかって症状が現れることもあります。

甲状腺癌を引き起こすと言われてきた放射性ヨウ素

の半減期は八日で、放射能は二か月で一〇〇〇分の四に減少します。ところが、事故から二五年経ったベラルーシやウクライナでは、思春期の子どもたちを中心に甲状腺癌がなくならないのです。甲状腺にも放射性セシウムが蓄積されることが分かり、ヨードだけでは甲状腺癌を防げないことも、原発事故による甲状腺癌は通常の場合より死亡率が高くなりやすいことも分かったのです。

Point!!

- **ヨード（=放射線を出さないヨウ素）は、人間の成長に不可欠な甲状腺ホルモンを生成するための重要な役割を果たす。とくに、胎児、乳児、子どもの身体にはヨードが必要（ただし、妊婦がヨード剤を飲むことは危険）。**
- **新生児期からのヨード不足は、知能や成長の発達障害を引き起こす。**
- **放射性ヨウ素は、ヨードと同じ動きをして甲状腺に集められ、甲状腺癌を発症。**
- **発症は、二〜三年以内から始まる。ただし、甲状腺癌の死亡率は三%以下。**
- **ヨウ素の半減期は、八日間。**

セシウムとは

放射性ヨウ素が揮発して空気中にあるのに対し、セシウム１３７は塵や土埃などに付着して拡散するため、土壌が汚染されます。また、セシウムの半減期は長く、セシウム１３７は三〇年とされています。一〇〇年後にも一割ほどのセシウムが土壌に残っている計算になります。セシウム１３４の半減期は二年です。

セシウムは地面にしかないわけではありません。たとえ風がなくても、眼に見えないほどの細かい塵は常に浮遊しており、放射線量の高い地域ではセシウムも浮遊しているのです。それが室内にも入ってきます。子どものいる家庭では、とくに部屋の隅などの綿埃の溜まっている場所が要注意です。そのようなところにセシウムは溜まりやすいからです。子どものことを考えて、面倒くさくても部屋の隅を中心に掃除することが肝心です。

また、「子どもにはマスクをさせるように」とよく言われますが、マスクをしているからといって過信してはいけません。原発の作業員がつけているような防毒マスクなら話は別ですが、市販のマスクの場合には、放射能の侵入を防ぐのは難しいのです。セシウムは、〇・〇一〜一ミクロンの粉塵に付着して空気中に漂っています。そんな小さなものなので、呼吸をすることでマスクの目などは簡単に通り抜けて体内に取り込まれてしまいます。スギ花粉の大きさが二〇〜四〇ミクロンですので、花粉に付着したセシウムは防げますが、それより細かい粉塵には効き目がありません。もちろん、しないよりはしたほうがいいのですが、マスクで防ぎきれるものではないのです。

放射能事故が起きたときには、濡れたハンカチや濡れたマスクで口をおおって避難することを勧められますが、これはマスクの目を水分が埋めて粉塵を通りにくくするためです。こちらのほうが効果は期待できます。

放射性ヨウ素が、人間の体内でヨードと同じような動きをするのと同様に、セシウムはナトリウムやカリウムと同じアルカリ金属に属し、水に溶けやすく、体内でカリウムと同じような動きをします。ただし、ヨウ素の場合には、体内にヨードがたくさんあれば体外に排出されるのですが、セシウムの場合にもカリウムがたくさんあれば体内に吸収されずにすむかといえば、その点は明らかにされていません。でも、腎臓で再吸収される率が低くなることは予想されます。カリウムはたくさんとっても尿といっしょに排出されるので、とり過ぎて健康を損ねるということはありません。やはり、カリウムの摂取を心がけましょう。

福島市大波地区で生産された米から規制値以上のセシウムが出た問題（厚生労働省の基準では、一kg当たり五〇〇ベクレル以下のところ、六三〇ベクレルを検出）で、その地域の土壌にカリウムが少なかったために、同じような性質をもったセシウムを吸収してしまったことにも一因がある、との調査報告がありました。これは、人間の身体についても当てはまることだと思います。カリウム不足によって、セシウムが取り込まれやすくなるという恐れはあります。

セシウムは、食品などといっしょに体内に取り込まれて筋肉や生殖器に蓄積されると考えられていました。最近になって分かったことですが、甲状腺など全身の臓器にも蓄積されます。また、汚染された食品をとり続けているかぎり、身体からセシウムが消えることはありません。

セシウムは、時間の経過とともに八割は尿から体外に排出されます。したがって、食事に気をつけることで内部被曝量を抑え、健康被害の確率を下げることができます。

チェルノブイリ原発事故のときにも、オーストリアの経験で食事に気をつけた人と気をつけなかった人とでは、体内の放射性セシウムの量に違いのあることが明らかにされました。私が発起人として参加した「母乳調査・母子支援ネットワーク」でも、母乳から放射能が検出されたお母さんたちに、食品の産地に気をつけなさいと指導したところ、母乳の放射能量が低下し、ほとんどの人から検出されなくなりました。

「チェルノブイリ子ども基金」では、原発事故の被害を受けた子どもたちのために、ベラルー

食べ物に気をつけた人、気をつけなかった人の人体中のセシウム(134+137)

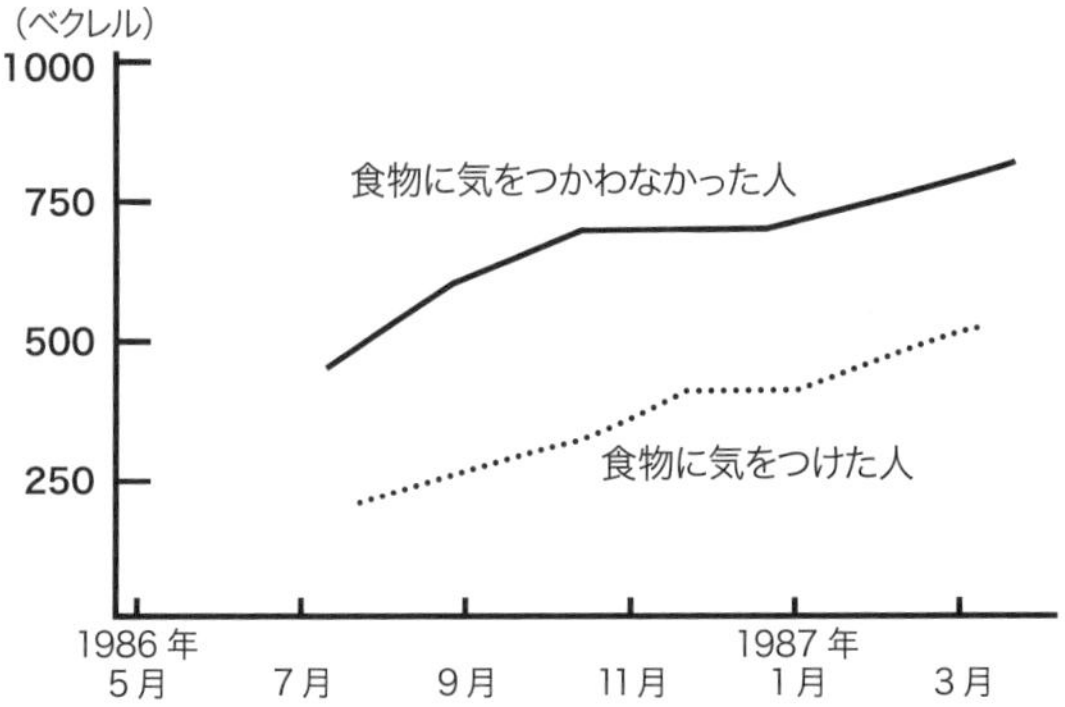

『高木仁三郎著作集』第2巻「脱原発へ歩みだすII」より

シの首都ミンスクの北西にある学校型サナトリウム「希望21」で保養を実施しています。汚染されていない環境のもとで二四日間過ごし、きれいな空気と安全な食事をとってもらうのです。また、子どもたちには音楽やスポーツ、美術、パソコン、シンセサイザーなどの楽しいプログラムを組んで過ごしてもらいます。希望をもつことの大切さを学んでもらいます。

ここで二四日間保養することで、体内のセシウムが二〇%低下することが分かっています。一定期間、汚染地域を離れることで症状が良くなるのです。汚染食品を摂取しないことで、体内の放射性物質が排泄されます。

また、夏休みには、甲状腺癌や白血病、脳腫瘍の手術、治療後の子どもを全国から集めて保養させ、当時被曝した子どもたちが成長して親になったので、家族単位の保養週間もつくっています。同じ悩みを抱えた仲間と会えて明るくなり、将来に希望をもてるようになります。

Point!!

- **セシウムは、塵や土埃に付着して吸入されるし、飲食物に含まれて体内に入り込む。**
- **セシウムは、カリウムと同じような動きをし、筋肉や生殖器、さらに甲状腺をはじめ全身の臓器に蓄積する。**
- **汚染された食物をとり続けているかぎり、体内から消えることはない。**
- **食事に気をつけることが、セシウム量の減少には必要。**

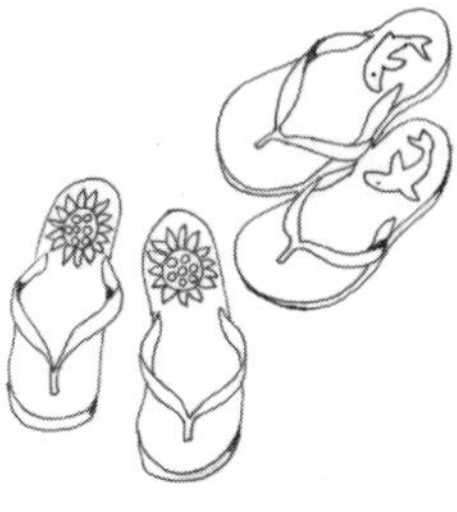

プルトニウムとは

プルトニウムは非常に重い放射性物質で、飛散することはほとんどなく、福島原発事故現場付近以外ではまず問題にされません。

プルトニウムは消化器官に入ると、その約〇・〇五％が吸収され、残りは排出されます。気道から吸収されたプルトニウムの微粒子は、大部分が気道の粘液とともに食道に送られ、残りの四分の一程度が肺に付着します。肺に付着したプルトニウムは、胸のリンパ節に取り込まれるか、血管を経由して骨と肝臓に送り込まれて沈着し、α線の放射能を浴びせ続けることになります。そして、強力に肺癌を引き起こします。

一般的に、α線はβ線の二〇倍の危険性があるとされていますが、プルトニウムはα線を体内で放出して、発癌させるのです。この体内に蓄積されたプルトニウムは、体外には排出されにくい、最も危険な放射性物質の一つです。プルトニウム２３９の物理的半減期は二万四一〇〇年とされています。したがって、一度体内に取り込まれたプルトニウムは、一生の間、体内で放射能を放出し続けることになるのです。

放射能が集まる部位（カッコ内は実効半減期）

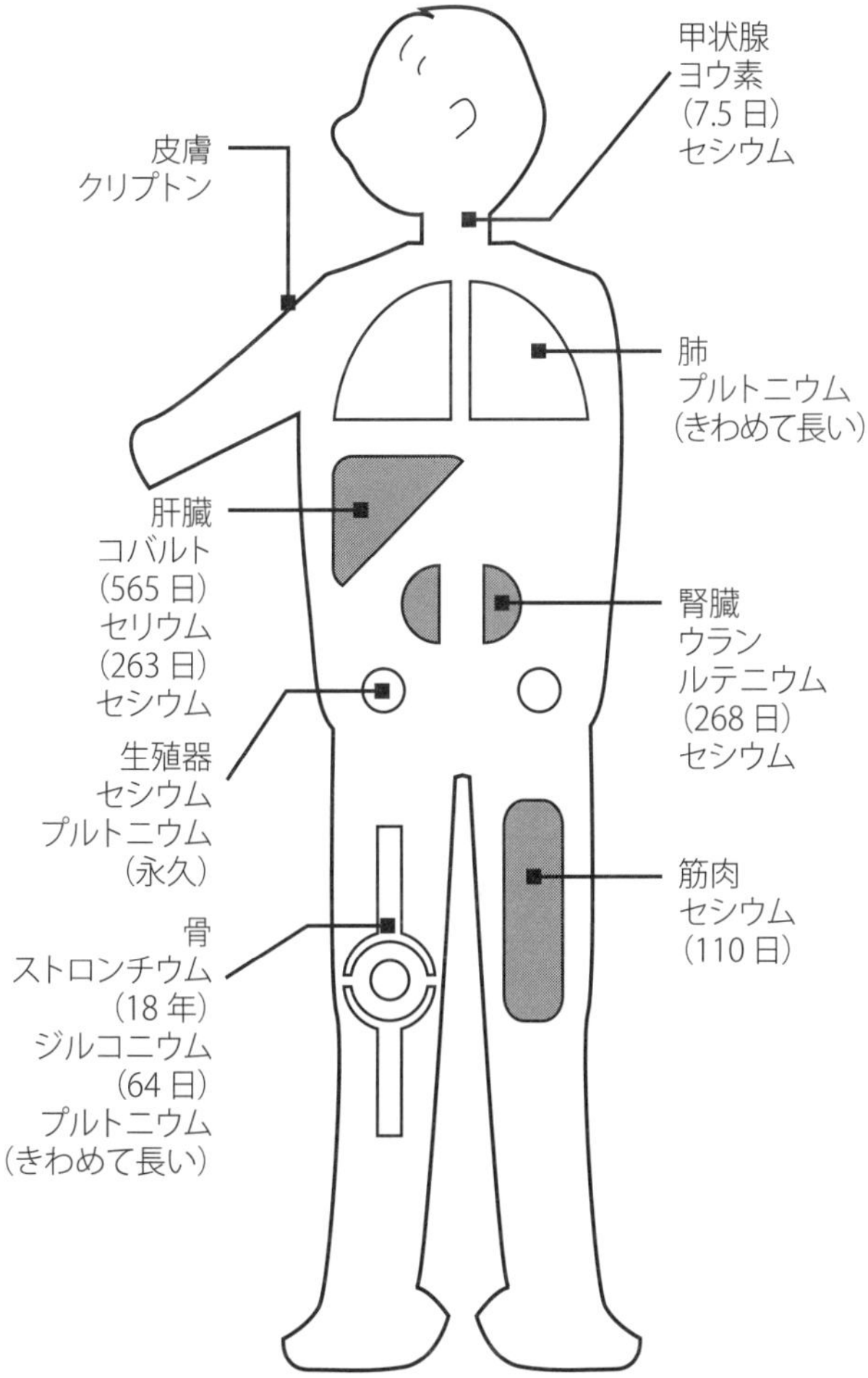

『高木仁三郎著作集』第２巻「脱原発へ歩みだすⅡ」より作成

ここで、「半減期」という言葉について説明しておきましょう。新聞やテレビのニュースなどで言われる半減期というのは、「物理的半減期」のことです。放射性物質がもっている物理的な性質で、放射能の強さが半分になるまでの期間を言います。

これに対して、「生物学的半減期」というものがあります。これは、生物体の体内に入った放射性物質が便や尿として排泄されて、その力が半分になるまでの期間です。

もう一つ、「実効半減期」という言葉があります。物理的半減期と生物学的半減期を掛け合わせて、実際に放射性物質がどのくらい体内にとどまるか、ということです。

ストロンチウム90とは

ストロンチウム90は、物理的半減期も生物学的半減期も長いやっかいな放射性物質です。セシウムがカリウムと同じような動きをするのと同様に、ストロンチウムはカルシウムと同じような動きをします。カルシウムは骨の生成に使われて骨に蓄積されるとともに、体内を循環しています。ストロンチウムも骨に蓄積されますが、循環するかどうかは分かっていません。

ストロンチウムの物理的半減期は二九年、生物学的半減期は骨に蓄積されると五〇年ですが、実効半減期は一八年です。このように長期にわたって骨にβ線を浴びせ続けることによって、骨の癌である骨肉腫や、骨髄をおかして血液の癌である白血病を引き起こすのです。

ヨウ素やセシウムに比べて、プルトニウムやストロンチウムは測定器の数に限りがあるせいか、測定がむずかしいせいか、福島原発事故での拡散状況については明らかにされていません。プルトニウムやストロンチウムの測定器はすべて原子力発電所にあるのですが、これまでの経緯を見ていると、それらのデータを隠しているとしか思われません。本来なら、政府や電力会社は、あらゆる放射性物質を測定し、その数値を公表すべきです。

チェルノブイリ原発事故では、一京九五〇〇兆ベクレルのストロンチウム90が放出されたと試算されています。これはセシウム１３７の放出量一六京一〇〇〇兆ベクレルの約八分の一の量に相当します。福島第一原発事故でも、三号原子炉からのみストロンチウムが放出されていると推定されています。

チェルノブイリ原発事故のときも、旧ソ連政府は内部被曝や晩発性障害の責任を認めようとはしませんでした。米国やフランスなどの原発推進国や、原発を推進する国際機関ＩＡＥＡ（国際原子力機関）も、原発のイメージが悪くなるのを恐れて、事故を過小評価しています。

しかし、プルトニウムやストロンチウムの環境放出についての正しいデータがないと、今後、骨肉腫や白血病の患者が現れたときに、福島原発で放出されたプルトニウムやストロンチウムが関与しているかどうかが分からないことになってしまいます。

測定可能なすべてのデータを正確に測定し、正直に公表することが、政府や電力会社に求められていることです。子どもたちを守るためにも、食品汚染も含めた、正確なデータが不可欠なのです。

Point!!

- **プルトニウムは、肺や胸のリンパ節、骨、肝臓に蓄積され、α線を放射し続ける。**
- **一度、体内に入ったプルトニウムが排出されることはほとんどない。**
- **ストロンチウムは、カルシウムと同じような動きをして、骨に蓄積され、β線を放射し続けて、骨肉腫や白血病を引き起こす。**
- **ストロンチウムの生物学的半減期は、骨に蓄積されると五〇年。しかし、実効半減期は一八年。**
- **プルトニウムやストロンチウムに関する正確なデータは公表されていない。**

放射能がＤＮＡの鎖を切断する

人間の体内に取り込まれた放射性物質がどのように作用するかを理解する前に、そもそも人間の細胞とはどのようなものかを学びましょう。

人間にとっての最初の細胞は、父親の精子と母親の卵子が受精した、たった一つの受精卵です。それが細胞分裂を繰り返し、ある細胞は手となり、ある細胞は骨になり、眼になり、足になり、心臓になるなどして、しだいに人間の身体を形成していくのです。しかし、身体のどの部分を採取してみても、最初の細胞、すなわち、受精卵と全く変わらない分子が一つあります。それがＤＮＡ（デオキシリボ核酸）です。

一つの細胞の直径は、一〇〜二〇マイクロメートル（マイクロメートル＝ミクロン、〇・〇一〜〇・〇二ミリ）の大きさですが、その中にはさらに、直径六〜八マイクロメートルの核があり、そこにＤＮＡが入っています。ＤＮＡの構造は、二重螺旋で、二本の鎖のようなものが螺旋状に絡み合っている状態です。鎖からは塩基が出ており、それがもう一方の鎖から出た塩基と対になっています。これらは対になっていることから「塩基対」といいます。

DNAの二重螺旋構造

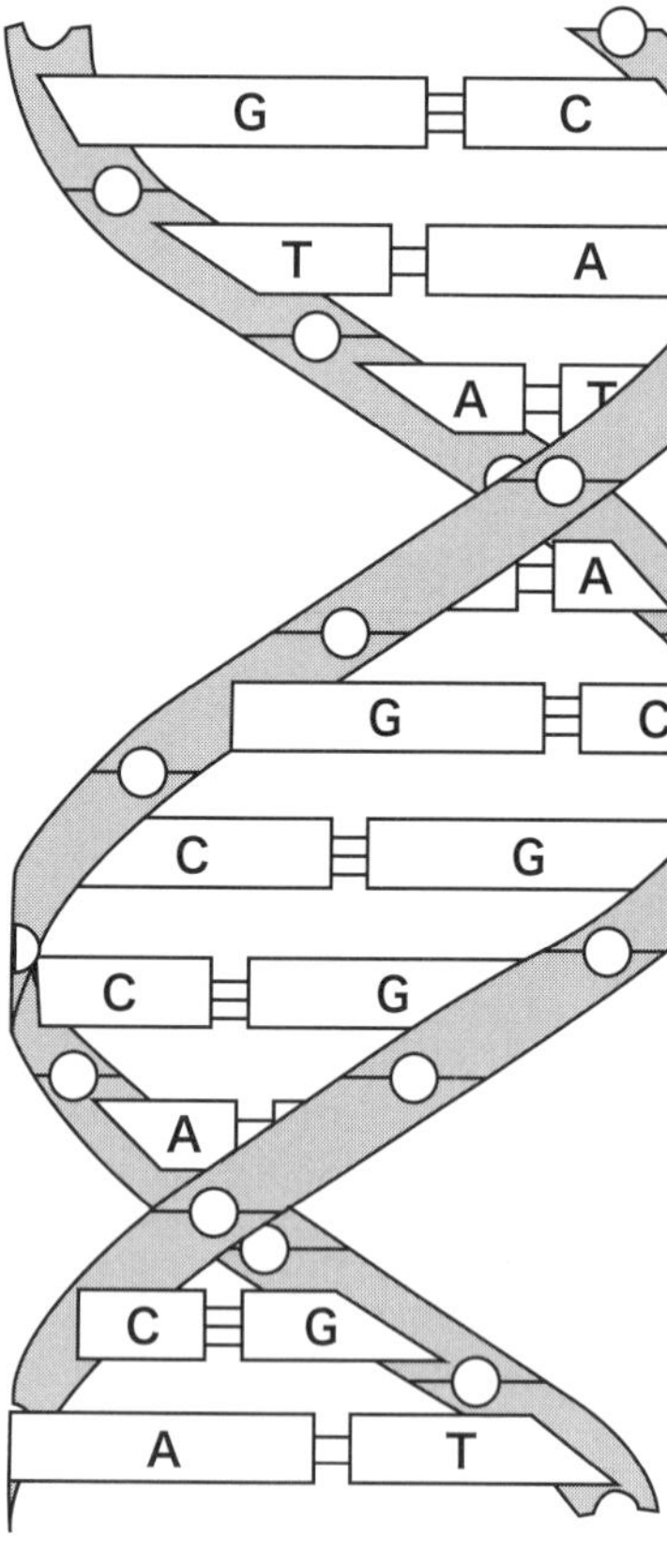

塩基には、アデニン（A）、チミン（T）、グアニン（G）、シトシン（C）の四種類があり、それぞれ「A―T」「G―C」の対になっています。この二つの組み合わせしかありません。「A―G」「T―C」などという組み合わせはないのです。したがって、約三二億あるDNAの塩基対が、すべて「A―T」「G―C」の組み合わせで並んでいます。

細胞分裂とは、一つの細胞が二つに分かれることですが、そのとき、DNAの二本の鎖がほどけます。つまり、塩基対の一方の鎖に「A」あるいは「G」、他方の鎖に「T」あるいは「C」を残して分かれることになります。

ジッパーを想像してみてください。ジッパーを開いた状態ですと、それぞれに塩基対の片割れがついたままになります。そして閉じると、同じ組み合わせで対になります。細胞分裂のときには、別れたそれぞれの鎖に対応して、もう一つずつ鎖が作られるのですが、やはり「A―T」「G―C」の対にしかなりません。ですから、分裂した細胞にも元の細胞のDNAが正確に復元されているのです。

ところが、必ずしも一〇〇％完璧に対になれるということではありません。わずかですが間違えることがあります。本来ならば「C」の塩基には「G」の塩基がつかなければならないのに、分裂後に「G」ではなく「A」の塩基が入ってしまうことがあるのです。

しかし、人間の身体には、そのような間違いを発見して正しく修正する、あるいは間違ってできた欠陥細胞を破壊する機能があります。その機能が働くことによって、間違ったDNAが間違ったまま複製されないようになっているのです。

このようにして、人間の身体は日々細胞分裂を繰り返しています。子どもたちは細胞分裂によって成長しています。歳をとっても細胞分裂を繰り返すことで、新陳代謝を図っています。古い皮膚がアカになって落ちていくのは細胞分裂の結果です。このように細胞分裂は人間が生きていくうえで不可欠な営みです。

ところが、この細胞が放射線を浴びることで、DNAが損傷を受けます。DNAが被曝するわけです。DNAの被曝によって塩基対が壊されたり、鎖が一本だけ切断されたり（一本鎖切断）、二本とも切断されたり（二本鎖切断）することがあります。このようなことは、放射線に限らず、発癌性物質や紫外線などによっても生じます。ただし、DNAが損傷を受けても修復されれば問題は生じません。先ほど説明したように、通常の場合、人間の身体は損傷を受けても修復されるようにできているからです。しかし、損傷が多すぎたり、なんらかの原因から修復されずに間違ったまま細胞分裂が行われてしまうことがあります。これが突然変異となって癌を引き起こすのです。

この場合、より問題が大きくなるのが二本鎖切断です。一本鎖切断であれば、残ったほうの鎖を鋳型として、「AはTとしか対にならない」「GはCとしか対にならない」という約束事に従って正常に修復される可能性が高いからです。しかし、二本鎖切断の場合には、手本となる鋳型の鎖も切断されているため、「Ａ」の対となるべき相手が「Ｔ」なのか、「Ｇ」なのか、あるいは「Ｃ」なのか分からなくなってしまいます。

ＤＮＡが切れたままだと細胞は死んでしまいます。そこで、急いで修復しようとして対となるべき相手を無視して鎖をつないでしまう。塩基対を無視してＤＮＡをつなぎ直してしまうわけです。その結果、塩基対の配列が変わってしまって、突然変異が起こるのです。

このように、間違ったＤＮＡの細胞が増えていくことによって、癌や白血病に代表される障害が引き起こされてしまいます。このような障害を引き起こす原因となるのが放射性物質による被曝なのです。

Point!!

- **最初の細胞の分子（＝受精卵）が、ＤＮＡ（デオキシリボ核酸）。**
- **ＤＮＡは、二本の鎖のようなものが螺旋状に絡み合っている状態。**
- **人間の身体にはＤＮＡの間違った組み合わせを修正する機能がある。**
- **放射能を浴びたＤＮＡは、修復されないままに細胞分裂を行うことがある。**
- **間違ったＤＮＡの細胞の増加が癌などさまざまな障害を引き起こす原因。**

確定的影響と確率的影響

長い間、低線量被曝の場合はＤＮＡの二本鎖切断は起きないと言われてきました。それどころか、生物には放射線被曝で生じる損傷を修復する機能があるとか、量の少ない放射線はむしろ健康に良いと言う人さえいます。

しかし、二〇〇三年、二人の研究者によって低線量被曝での二本鎖切断が証明されました。この実験を通じて、放射線量一・三ミリシーベルトからすでにＤＮＡの二本鎖切断が起こり、被曝量に応じて二本鎖切断されるＤＮＡの数が増えていくことが証明されました。低線量の被曝でも、癌や白血病などを引き起こす危険性があることの証明です。

二〇〇五年には、米国科学アカデミー委員会がつぎのようなレポートを発表しました。

「利用できる生物学的、生物物理学的なデータを総合的に検討した結果、委員会は以下の結論に達した。被曝のリスクは低線量にいたるまで直線的に存続し続け、境界線はない。最小値の被曝であっても、人類に対して危険を及ぼす可能性がある」。

さらに、原発擁護の立場であるＩＣＲＰ（国際放射線防護委員会）でも、「低線量／低線量率での癌および遺伝子疾患の誘発について、線量の増加分とリスクの増加の間に単純な比例関係を用いることは、科学的にもっともな仮定である」と述べています。

どんな低線量であっても、放射能には害がある。つまり、放射能はどんなに少なくても安全とは言えないということです。

どんなに少ない放射能被曝であっても人体に影響があるわけですが、放射能が人体に及ぼす被害には、確定的影響と確率的影響があります。

確定的影響とは、高線量被曝によって細胞やＤＮＡが完全に破壊されてしまう状態のことです。この状態では、人間ならば誰にでも影響が出ます。六～七シーベルトの被曝をすると、ほぼ一〇〇％の人は死亡します。

確率的影響とは、低線量被曝での影響の受け方です。低線量被曝の場合は、すべての人に影響が出るわけでなく、ある確率で一部の人に影響が現れるということです。この場合、確率といっても議論が分かれるところです。

放射線が体内を透過するとき、細胞核を通ることもあれば、そうでないこともあります。また、細胞核を通っても、ＤＮＡの鎖の一本を切断することもあれば、二本とも切断してしまうこともあります。さらに、切断されたＤＮＡが修復されたり、修復されずに欠陥細胞として破壊されることもあれば、塩基対の配列が間違ったままで細胞分裂して増殖することもあるのです。この細胞の間違った配列が、突然変異です。そして、突然変異のまま増殖していくことで癌に代表されるような病気が進行していくのです。

一ミリシーベルトの被曝とは、六〇兆個ある人体のすべての細胞に放射線が一本ずつ通るだけの線量に相当します。しかし、放射線が透過したそれぞれの細胞がどのような結果を生むかは起きてみなければ分かりません。必ずある確率で人体に影響が現れるにもかかわらず、誰に、どの程度の影響が現れるかは、結果が出てからでないと分からないということです。

ここで注意すべきことは、低線量被曝の結果、「広く浅く影響が出る」わけではないということです。逆に考えると、すべての細胞に障害が出てきてもおかしくない。機能的な障害というのは、なかなか計測できないうえ、数字として表すことができないものです。それで、数字として表すことのできる癌、白血病などの発病率で代表しているにすぎません。そのほかの症状として、脳神経系、免疫系、内分泌ホルモン系、筋肉・骨格系などすべての場所に障害が起きてもおかしくないのです。

疲れやすくなった、吐き気をもよおすなどというのも障害の現れの一つです。原爆を浴びた人はすぐに疲れが出てくるという症状がありますが、それも障害の一つです。このように見ていくと、実際の発癌率の何倍もの障害が起きていると想定できるのですが、これらを数値化することができないために根拠が得られにくいのです。

単純に言えることは、被曝量が半分になれば癌になる確率も半分になりますし、被曝量が倍になれば癌になる確率も倍になるということです。

いずれにしても、放射線が細胞核に当たってＤＮＡをどれだけ破壊するか、それが修復されるかどうか分からないのです。さまざまな条件が悪いほうに重なっていったときに、癌などの病気を引き起こします。どんなに低線量の被曝でも、癌になれば、ほかの原因で癌になったのと同様の死のリスクを抱えこむことになります。

Point!!

- **確定的影響とは、高線量被曝によって細胞やＤＮＡが完全に崩壊されてしまう状態のこと。**
- **確率的影響とは、低線量被曝の場合は、すべての人に影響が出るわけでなく、ある確率で一部の人に影響が現れるということ。**
- **数字で表せない障害＝脳神経系、免疫系、内分泌ホルモン系、筋肉・骨格系など。**
- **数字で表せる障害（＝癌や白血病）で発病率の指針とする。**

恐いのは内部被曝

政府は、「レベル7はチェルノブイリの事故と同じ数値だが、放出された放射能の量は何分の一です」などと報告していますが、福島第一原発からどのくらいの量の放射能が放出されたかなどに関わりなく、放射線障害というのは、その人がどれだけ被曝したかによるものです。

仮に、福島から放出された放射能がチェルノブイリの一〇分の一とします。すると、チェルノブイリでは一万人に一人が癌で死んだが、福島の場合には一〇万人に一人、つまり被害は一〇分の一ですむというわけではありません。

同じ広さの地域に同じ量の放射能が放出されたとすれば、そこに住む人「それぞれ」の確率的影響は同じですが、人口密度が倍違えば、死者の数も倍になるということです。日本のような人口密度の高い国では、必然的に被害者数が増えるということになります。

とくに関東以北では、空間線量が以前より増加している傾向にあります。地球にはもともと存在している自然の放射能があり、それによって事故の前も人びとは被曝していました。だから、福島の事故のせいで放射能が少しくらい増えても影響はないという意見がありますが、それは間違いです。たとえ微量でも、多くの人が放射能を浴びれば、癌になる人、癌で亡くなる人の数は確率的に増えます。そして、自分や家族、自分の子どもがそれに当たらないとは決して断言できないのです。

放射線による被曝では、身体の外側から被曝する外部被曝より、身体の内側に放射性物質を取り込んでしまう内部被曝のほうがはるかに深刻です。放射性物質が体外に放出されないかぎり、身体の内部で放射線を出し続けているからです。

放射能の被曝線量と健康障害の関連を見ると、七シーベルト以上の被曝でほぼ一〇〇％の人が死に至ります。三シーベルトを超えると約五〇％の人が死にます。二五〇ミリシーベルト以上の放射能を浴びると、ほとんどの人の体内の細胞が破壊されたり、細胞分裂に必要な染色体が破壊され、白血球やリンパ球の減少などの症状が出ます。ここまでの数値は、被曝した人がほとんど同じような健康被害を受ける確定的影響です。

二五〇ミリシーベルト以下の放射線でも細胞内部のＤＮＡが破壊され、細胞分裂が阻害されたり、突然変異による異常な細胞が増殖して「発癌症状」が引き起こされます。この数値以下は、同じ量の被曝をしても人によって被害が出たり出なかったりする確率的影響です。「人口一万人当たり何人が将来癌にかかる」というように、確率で危険度を表しています。一〇〇ミリシーベルトが放射線作業従業員の五年間の積算線量限度値とされており、五〇ミリシーベルトが放射線作業従業者の一年間の線量限度値とされています。一ミリシーベルトが一般市民の一年間の積算線量限度値とされています。ちなみに、CT検査で放出される放射線量は一〇ミリシーベルト、胸部エックス線検査で放出される放射線量は〇・〇五ミリシーベルトです。

福島原発の事故発生後、福島の児童生徒の被曝許容量が年間二〇ミリシーベルトに引き上げられましたが、日本ではもともと一般市民の被曝限度は年間一ミリシーベルト以下と決められていました。これは、自然界の放射能を除いた、いわば「過剰な被曝量」の限度です。

ここで注意しなければならないことは、これらの数値が外部被曝と内部被曝を合算した数字だということです。毎日のように新聞に掲載されている「各地の空間放射線量」は基本的には外部被曝の数値です。原発の近くから避難してきた人たちが放射能測定器を身体に当てられて測定されている数値も、体表の外部被曝の測定です。内部被曝は測定されていません。

チェルノブイリの原発事故では、大量の放射性物質がヨーロッパ中に拡散されましたが、一〇〇〇㎞以上離れたオーストリアでは、事故後一年間の被曝状態を測定しています。その資料によると、じつに八〇%以上が内部被曝によるものです。

つまり、福島第一原発の事故以後、日本に住む人は、空間線量として測定される放射線量の何倍もの内部被曝をしている可能性が高いのです。

たとえば、放射性物質を含んだ水や食物を飲食したり、あるいは呼吸によって吸いこんだ場

被曝線量と健康被害

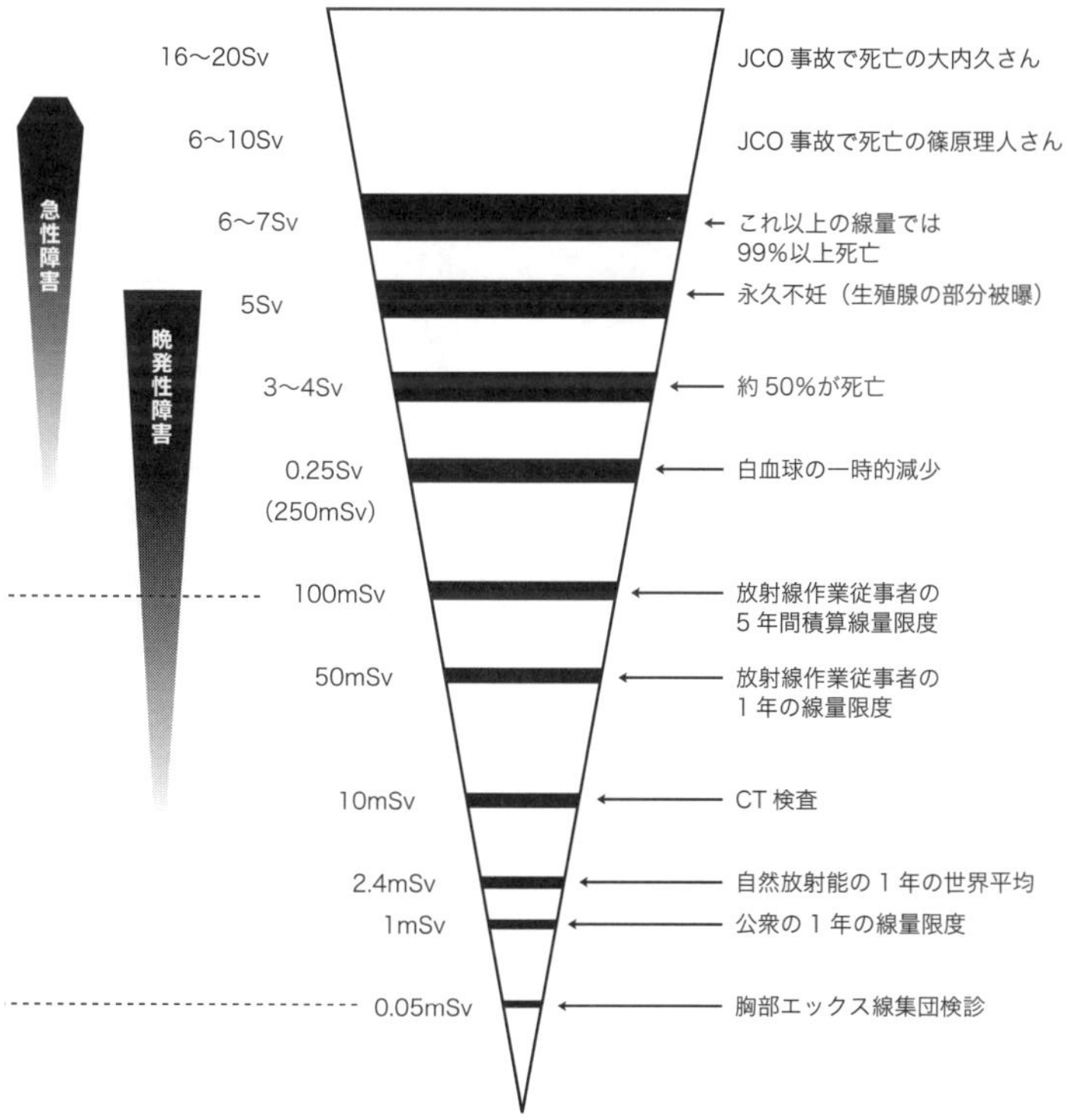

1Sv（シーベルト）＝1000mSv（ミリシーベルト）

『受ける？受けない？エックス線 CT 検査―医療被ばくのリスク』高木学校医療被ばく問題研究グループより

合に内部被曝は発生します。ヨウ素131はのどの下にある甲状腺に、セシウム137は筋肉をはじめとしたさまざまな臓器に、ストロンチウム90はカルシウムと似ているため骨に蓄積されます。

内部被曝が恐ろしいのは、放射性物質と臓器が至近距離にあるため、外部被曝ではあまり問題にならないβ線やα線の影響も受けるからです。また、食物といっしょに取り込まれたプルトニウムやウランは、比較的早く排出されますが、呼吸とともに肺に入ったプルトニウムは肺に付着して長期間強力な放射能を放出し続けます。それが肺癌の原因となるのです。

Point!!

- **内部被曝の場合、放射性物質が体外に放出されないかぎり、身体の内部で放射線を出し続けている。**
- **新聞掲載の「各地の空間放射線量」は外部被曝の数値。**
- **放射能測定器を身体に当てられて測定されている数値は、体表の外部被曝測定。**
- **内部被曝はホールボディカウンターで測定される。**

子どもは大人の一〇倍、影響・被害を受ける

同じ被曝量を受けても、大人と子ども、男性と女性では放射能による人体への影響が違います。

人間は、一個の細胞、一個の受精卵が倍、倍、倍と分裂して、「オギャア」と生まれるまでにたった四〇週間しかありません。その間に、赤ちゃんが生まれてきてしまいます。そして、生まれたばかりの赤ちゃんは、眼が見えているのか見えていないのか、耳が聞こえているのか聞こえていないのか、分からない状態で生まれてきている（まあ、じつは聞こえているのですけれども）。それが、だんだん成長し、ハイハイして、立ち上がるようになって、片言の言葉をしゃべるようになる。さらに、だいたい一歳から一歳二か月で歩けるようになる。そこまで急速に成長していきます。

子ども、とくに乳児は、生まれてから一歳すぎまですごいスピードで成長します。そのために、妊娠中の胎児と一歳すぎまでの乳児は非常に細胞分裂が活発なわけです。細胞分裂が活発なため、そこに放射線を浴びると、癌をはじめとする障害が起きる可能性が確率的に高くなります。

この傾向は、幼児、児童に関しても同じです。子どものほうが大人に比べて新陳代謝が活発で、細胞分裂が盛んだからです。その意味では、年齢が低いほど放射能の影響を大きく受けやすく、〇歳から一八歳くらいまではとくに注意する必要があります。

その後の放射能による人体への影響を見ていくと、一八歳、一九歳ごろを境に細胞分裂がおだやかになっていき、影響も少なくなっていきます。そして、五〇代半ばから六〇歳ぐらいで、ほぼ自然発生の癌に対して、放射線の影響による癌の発生の過剰の部分の差がほとんどなくなり、数値的にはゼロに等しくなるというのが、今までの研究の結果です。

ですから、五〇代半ばから六〇歳を過ぎた人の低線量被曝に関しては、あまり神経質になる必要はありません。もちろん、高線量を浴びた場合は別ですが、低線量被曝に関してはあまり神経質にならないでいいということです。やはり、もっとも注意すべきは子どもと妊婦、それから赤ちゃんを産む予定のある女性です。

このように、子どものほうが大人よりも放射線被曝による影響が大きいことが分かります。その影響の大きさは、平均して大人の一〇倍とされています。生まれて一年、二年、三年するごとに、どんどん影響力が減っていき、だいたい一八歳から一九歳までで止まります。その間の子どもの時代の全年齢の平均が、大人の一〇倍ということです。

つぎに生存期待年数、あと何年生きられるかという、生まれたばかりのときは平均寿命、その後は平均余命から換算したこれからの生存期待年数が長いことです。したがって、六〇歳の大人だと、あと二二年から二八年生きられれば平均寿命になるので、生存期待年数も限られていますが、生まれたばかりの赤ちゃんの場合にはその分生存期待年数も長くなります。

大人に比べて子どものほうが放射能による影響を一〇倍多く受けるという理由は、細胞分裂が盛んであることと、それから生存期待年数が長いことと言うことができます。それだけ影響率が高いと言えるわけです。

Point!!

- **子どもは細胞分裂が活発なため、放射線を浴びると障害を起こす可能性が高くなる。**
- **〇歳から一八歳まではとくに注意が必要。**

女子は男子より放射能の影響が大きい

また、女子のほうが男子よりも放射能の影響を大きく受けます。感受性が高いのです。なぜかと言うと、生まれたばかりの赤ちゃんは、男性の場合には精子をもっていません。男子は、ちょうど女性の初潮が起きる年齢に精通という精子ができる年齢になります。その精通が起きてから精子が作られる時期になります。

ところが、女子の場合には、卵子になる母細胞、卵母細胞というものを生まれたときに約二〇〇万個もっていて、その中で異常のあるものはどんどん廃棄されていきます。それが初潮を迎えて、月に一回ずつ、成熟して卵子となって排卵されます。この卵母細胞が放射線の影響を受けると、ちょっと心配な事態となります。だから、女子のほうが放射能の影響力が大きいわけです。

ただし、二〇〇万個を一生の間排卵しているわけではありません。だいたい四五歳になると三万四千個に減ります。それは、卵母細胞やそこからできた卵子に異常があると修復機構の仕組みではじき出されたり、壊されたりするからです。

それから、受精しても異常があると胎盤に着床する前に死亡します。また、妊娠中に異常があると、流産や死産になることが多いのです。私は、流産とか死産になりそうな場合、無理にくい止めないほうがいいと考えていますが、産婦人科医は違うようです。

このような役割を生まれながらにして備えているのが女性です。それで女子のほうが男子よりも放射能に対する感受性が高いと言えるのです。

Point!!

- **精子は、精通後に作り出せるようになる＝一定の年齢までは精子に影響は及ばない。**
- **卵子になる母細胞は、生まれたときから備わっている＝生まれながらにして放射能の影響を受けやすい。**

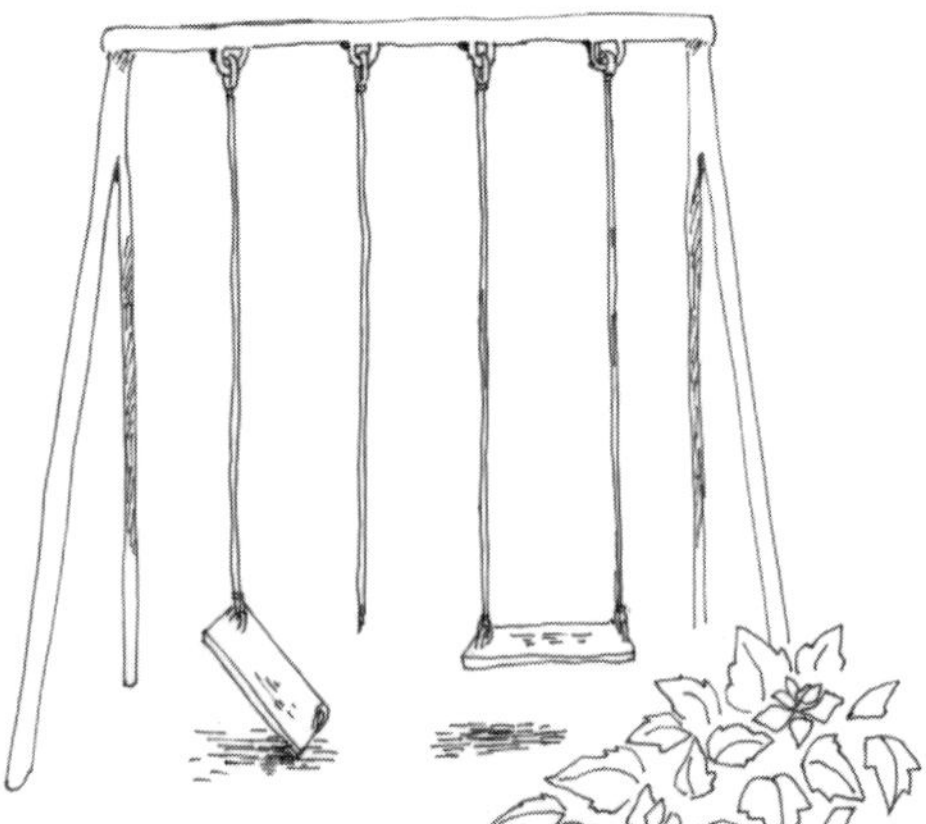

第３章
親ができること
── 家庭での自衛策

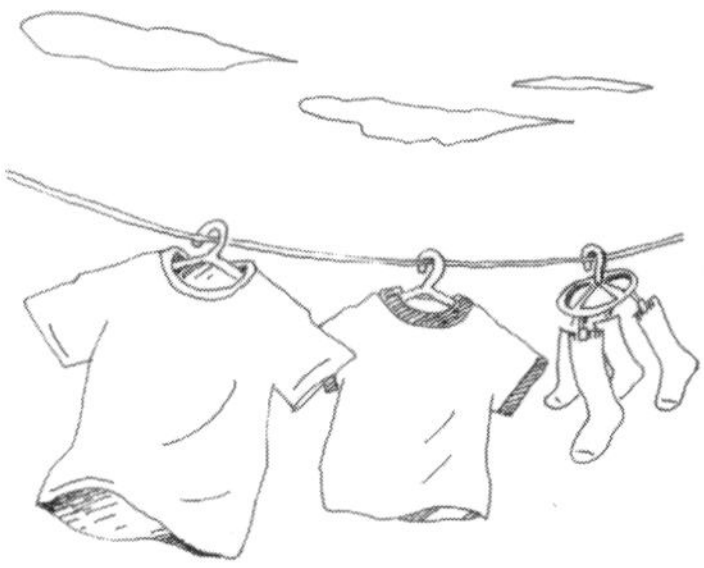

政府や自治体が迅速かつ的確な対応策をとらないなかで、避難もままならず、やむなく被曝地域で暮らさざるをえない多くの人びとがいる。とりわけ、子どもたちの問題は深刻だ。

せめて、放射能の被害を最小限にとどめるために、親たちは日々、努力を重ねているが、ここでは家庭でできる自衛策をまとめてみた。

空間放射線量をチェックする

事故を起こした原子力発電所（原発）の事故処理が完全になされていない現状にあって、福島第一原発からは微量ながらも放射性物質は放出されています。原発周辺を完全におおい尽くす石棺のようなものを築いて、放射性物質の外部への放出を止めないかぎり、放出され続けるのです。

チェルノブイリの場合には、原発全体を石棺でおおって放射性物質が外部に漏れないようにしましたが、二五年の歳月が経つうちに、コンクリートの壁に亀裂などが入り、微量の放射性物質が外部に漏れ出しているというのが現状です。

このような現状からしますと、放射性物質は、現在なお福島第一原発から放出されていると考えざるをえませんし、原発周辺に放出されたままの状態です。この場合の放射性物質は、ほぼセシウムと限定してよいでしょう。それらは、塵や土埃に付着して堆積し、浮遊しています。風の強い日や雨の日などには、それらの放射性物質が遠くまで飛散し、各地に落下しているのです。

また、爆発時のプルトニウム、ストロンチウムはすでに各地に飛散していると考えられますが、ストロンチウムはまだ出ているかもしれません。ヨウ素も少量でしょうが出ていると思います。

したがって、どの程度の外部被曝を受けているかを知るために、日々の空間の放射線量を測定することはとても大切なことです。

しかし、各人が個々に毎日、放射線量を測定することは不可能に近いでしょう。多くの場合は、新聞紙上などに記載されている、文部科学省の空間放射線量のデータを参考にすることで用は足りると思います。ただし、各県の観測地は明記されていません。放射線量は、インターネットでも調べることができます。

放射性物質がやっかいなのは、そのときの風向きや地形によって流れ着く場所が異なることです。ある地域に平均して放射性物質が放出されているのではありません。

ことに福島県においては、風が海から北西に向かって吹くことが多く、その風で巻き上げられた放射性物質が阿武隈山系に当たって落とされます。所によっては、福島第一原発の近くである浜通りよりも、中通りを中心とした地域に放射性物質が多いのはそのためです。また、阿武隈山系は山々が複雑に入り混じっているため、飛び地的にある特定の場所に放射性物質が溜まってしまうという傾向もあるようです。それが、いわゆる「ホットスポット」です。ホットスポットとは、もともと狭い範囲の場所、たとえば雨水がしたたり落ちたところなどをいうのですが、日本ではもう少し広範な高濃度汚染地をそう呼ぶことが多いようです。

　福島県全体としては、米（玄米）に含まれている放射線量が、ほぼ規制値内（一kg当たり五〇〇ベクレル以内）におさまっていたのに対し、福島市大波地区（一kg当たり六三〇ベクレルの放射性セシウムを検出）や伊達市小国地区（一kg当たり一〇三〇ベクレルの放射性セシウムを検出）で、飛び地的に規制値以上のセシウムを含んだ米が摘出されたのは、地形がもたらしたものです。あらかじめその場所を想定することは難しいと言えるでしょう。

　このような傾向は、私がよく行く福島市内についても言えます。私は、福島に行くときにはいつも線量計を携帯していきますが、福島県庁通りの放射線量はいつも高い数値を示します。二〇一一年の一二月ごろでも、一㍃シーベルト前後の高い数値を示していました。

　舗装されている幹線道路なのになぜだろう、と不思議に思っていたのですが、福島では震災後の三月一五日に雪が降ったことを知りました。そのときに積もった雪が路上をおおって凍りついたため、放射性物質が流れることができずに路上に閉じ込められて、アスファルトやコンクリートに浸み込んだ結果ではなかろうかと推察しています。アスファルトやコンクリートに浸み込んだ放射性物質は、その場で放射能を放出し続けているのです。

ですからこの地域では、アスファルトやコンクリートを剝がすなどして、徹底的に除染しないかぎり、放射能を出し続けます。冬季の積雪は、汚染物質の除去作業をいっそう大がかりなものにするでしょう。

このように、地区によって放射線量に違いの出てくるところでは、個別に放射線量を測定する必要も出てきます。線量計を持っていたほうがもちろん便利ですが、個人で購入するのはなかなか大変です。やはり、自治体や医療機関、企業、ＮＰＯなどの機関が購入し、綿密に測定して公表するというのが現実的でしょう。また、そうした機関が貸し出しをすることも必要だと思います。

現在、日本で使用されている線量計は、ほとんどがベラルーシ製やウクライナ製、ロシア製、ドイツ製、アメリカ製、中国製などです。当初、ベラルーシ製の小型線量計は一二万円ぐらいしていましたが、しだいに値が下がって現在では八万円ぐらいで入手できるようです。しかし、それも、現段階では二か月間程度待たないと手元には届かないようです。

日本の会社でも線量計の生産が進められており、一～二万円前後で市販されています。これからは、比較的廉価な測定器が増えてくると思われますので、いままでよりは購入しやすくなるでしょう。

測定器を購入するときには、インターネットなどで性能・価格などをチェックし、〇・〇五マイクロシーベルト程度までは測定できるものが必要です。

また、積算放射線量を計る測定器もあります。ガラスバッチ（かつてはフィルムバッチと言っていた）を胸につけて一か月間行動することによって、積算量を計測するものです。自治体によっては、ガラスバッチの配布を行っているところもあります。

政府が積算放射線量の限度を示すのはあくまでも政治的判断であり、健康に対する影響という観点からの根拠はないことに留意する必要があります。

一般の人の年間被曝線量の限度は一ミリシーベルト、原発従事者や医師、放射能技師など放射線の仕事に従事する人で一〇ミリシーベルトとなっています。政府は国際放射線防護委員会の被曝線量の基準に合わせて、非常時の基準である年間二〇ミリシーベルトと設定していたのですが、それでは基準値が高すぎるとの批判を受けて訂正した数値です。

ただし、現在は非常時ということで、原発従事者の積算限度量は五〇ミリシーベルトとされ、それを超えた場合は、原発の仕事から離れることになっています。


Point!!

- **新聞やネットで、日々の放射線量のチェック。**
- **放射線量は場所によって異なるので、こまめにチェックすること。**
- **安価な線量計が出回ってきているので、以前より購入しやすくなっている。**

空間放射線量を測定すべき場所

被曝放射線量は、室内への出入りが多いか少ないかによって数値が異なりますが、一般的に、鉄筋コンクリートの建物のほうが遮蔽率は高く、木造建築はその約半分とされています。

現在もなお、放射性物質は微量ながら放出されていますから、室内への出入りには配慮が必要です。とくに風の強い日などは素早く出入りして、室内に放射性物質を入れないようにします。放射性物質のセシウムは、塵や土埃に付着して運ばれてくるからです。また、同じ室内でも、場所によって放射性物質の測定値は異なり、埃のたまりやすい場所のほうが数値は上がります。

放射線量が高い数値を示す場所としては、室内では、綿埃などの溜まりやすい部屋の隅や家具などの陰、屋外では、雨によって落下するので雨水の溜まりやすい雨樋や軒下、側溝、路地、庭の草木や土などがあげられます。

また、排水の悪い駐車場もセシウムの量は多いようです。一概には言えませんが、玉砂利を敷いてある所や砂場のほうがセシウムは少ないようです。セシウムが砂利や砂粒のなかに浸透しないで、流れ落ちていくからでしょう。ただし、雨水が溜まるようなつくりの砂場はかなり汚染されています。

子どもの通学路、学校、幼稚園、保育所、遊び場、公園などは、念入りに除染することが必要です（除染した草木や土壌、水をどのように処理するかについては、項を改めます）。

子どもの外部被曝に関連しますが、雨の日の外出についても注意が必要です。現在は、空気中の放射能濃度が低めになっていますが、大気中の放射線量が上昇し始めたら、雨に濡れないような完全防備を心がけてください。

そのためには、傘とレインコート、長い雨靴を使用し、着ている服やズボンは濡れないようにすることです。また、雨に濡れたものは袋に入れて保管し、室内には入れないようにします。とくに雨の降り始めには、放射能が多く含まれているので、雨の降り始めに外に出ることは控えるようにしましょう。

洗濯物を外に干すことも控える必要があります。微量ながらも放射性物質が付着する可能性が高いからです。少なくとも子どもの衣類は室内に干すことです。大人の衣類に関してもできるだけ室内で干すようにし、外に干した場合は、取り込むときに、外で衣類についている放射性物質を払い落とすようにします。といっても、セシウムは目に見えるものではありませんので、落ちたかどうかを確認することはできませんが……。とにかく、少しでも放射性物質を取

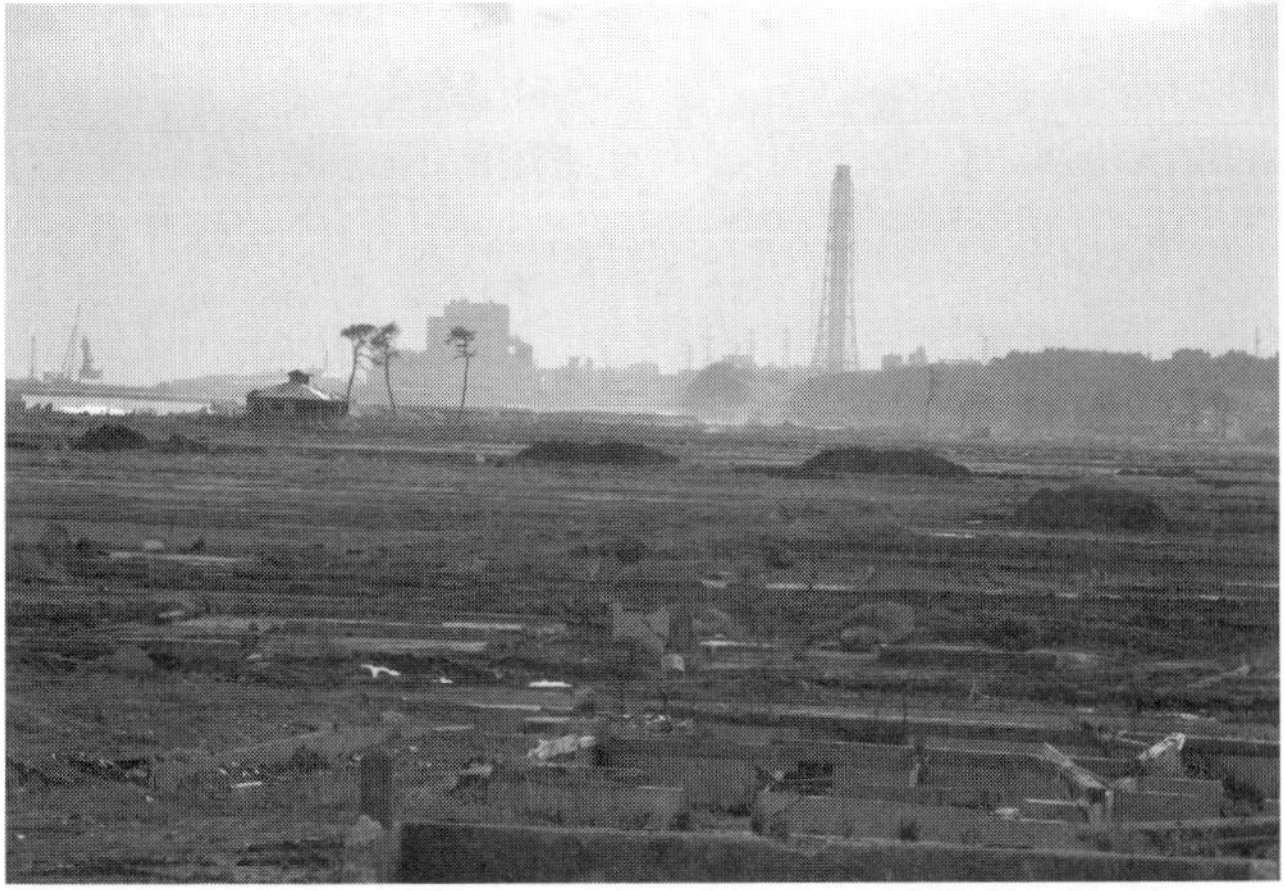

南相馬市原町地区の津波跡

り込まないよう、万全を期すことが肝心です。

布団などの場合も、外に干すことは控えましょう。締め切ったガラス窓の傍に置いて、陽に当てる程度で我慢しましょう。むしろ、乾燥させるためには、布団乾燥機のほうが安全です。

また、換気扇やエアコンディショナー（エアコン）は、動かすことによって外の空気を内に取り込んで、室内の空気を清浄にする仕組みになっています。しかし、外気を取り込むことは、同時に放射性物質も取り込むことを意味します。閉めたままの状態であっても、健康に害を及ぼすとは思えません。

石油ストーブの場合、一定時間が経過したら窓を開けて空気の入れ替えをすると説明書などに明記されていますが、福島においてはその限りではありません。換気扇やエアコン同様、窓の開閉はしないほうが放射性物質を取り込まないためには賢明です。むしろ、空気清浄機を室内に置くような配慮をしましょう。

Point!!

- **風の強い日はドアの開け閉めに配慮すること。**
- **子どもが利用する施設ではとくに注意を払うこと。**
- **雨の日は、衣類が濡れないように注意すること。**
- **洗濯物や布団は外に干さないこと。**
- **換気扇やエアコンの使用も控えること。**

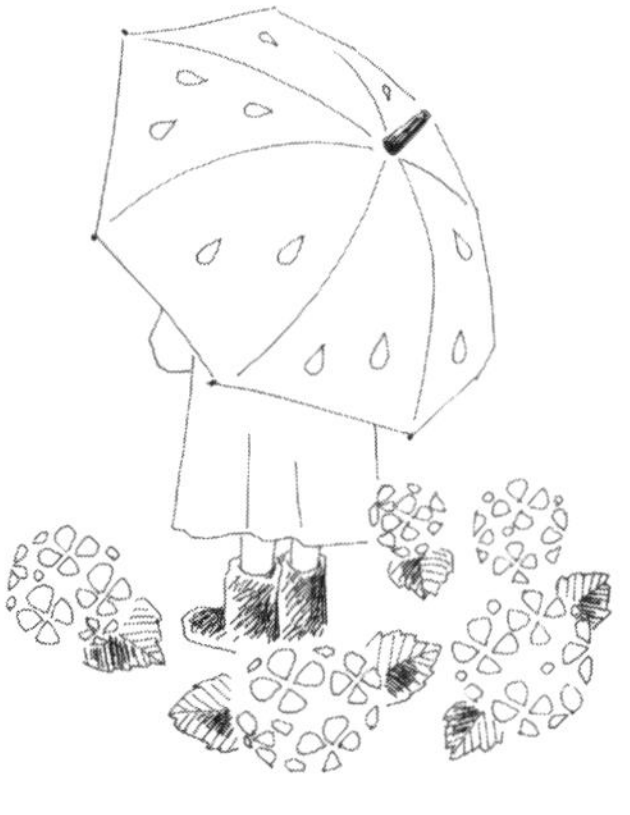

除去した草木や土壌、水などの処理

正直にいって、放射性物質は除去することそのものに無理がある、というのが私の結論です。チェルノブイリにおいては、原発そのものをコンクリートの石棺でおおって放射性物質の放出を止め、原発周辺の家や畑などはそのまま放置して、人の立ち入りを禁止しています。放射性物質を完全に除去することは不可能なので、住民を強制的に避難させることによって、外部被曝することのないようにしているのです。

住民の避難に際して、かかった費用はすべて旧ソ連政府が負担しました。避難用住宅の設置、避難に要する費用、水道、電気、ガスなどの生活に欠かせない必需品も政府が負担しました。また、このときに使った移動用のトラックや作業用重機などは、一定期間使用することで被曝線量が高くなるため、立ち入り禁止区域に廃棄していました。

今回の福島第一原発の事故により、原子力発電はやめるしかないと思います。現段階では、早急に放射性物質の放出を止め、原発全体を石棺でおおう準備を進めるべきでしょう。また、各地に飛散した汚染物質に関しては、原発二〇㎞圏内の警戒区域を処理場に定め、各地の汚染物質を運びこんで土中に埋めるのが最善だと考えています。

この地に住んでいた人たちには大変申し訳ないのですが、このような非常事態が生じてしまった以上、まず考えなければならないことは人の命です。子どもたちの将来です。すぐにはこの地に戻ることはできない、と覚悟していただかなければなりません。

すでに除染作業が行われていますが、問題は、汚染物の処理方法が確立されていないことです。まだ、処分場ができていません。

そのため、学校や公園などの公共施設の場合、削った土などは敷地の隅のほうに深い穴を掘って埋め、上から汚染されていない土をかぶせて処理しているようです。

しかし、個人の住宅の場合は汚染物の処理に困るので、なかなか除染作業に踏み切れないという話を聞きました。それと、福島市では、草や木の枝などは可燃ゴミとして出してよいということになっているそうです。ゴミ焼却場で燃やすということですが、そうなると、放射性物質を含んだ煙が大気中に放出されますから、とくに焼却場の近くに住んでいる人たちはたまりません。新たな汚染を生み出していることになります。

では、どうしたらいいのでしょう。

土壌に関しては、表面から一〇〜二〇㎝の土を除去することで放射性物質は取り除くことができます。セシウムはあまり土中深くまで浸透することがないからです。草や木の枝は刈り取ります。いずれも厳重に袋詰めにして防水シートなどでおおい、家屋の外に一時保管しておくしかないでしょう。

最大の問題は、除染のために水を使うことです。除染に使った水には放射性物質が大量に含まれることになり、それが農業用水路や下水道を通じて川に流れ、海にたどりつきます。結局、放射性物質はみな、海へと注がれていくことになります。

このように見てくると、除染や放射性物質の除去という作業は、放射性物質を移動させるだけで、取り除いたことにはなっていないことがわかります。残念ながら、放射性物質に関しては、完全に除去する科学的方法論をまだ見つけ出していないというのが現状です。ですから、放射性物質の除去と汚染物質の保管には、十二分な注意を払う必要があるのです。

チェルノブイリの例では、立ち入り禁止区域に無断で入り、放置されている家具や装飾品などを盗んで、市場に出しているという者まで出現しています。これは、隔離してある放射性物質を汚染されていない地域に拡散していることを意味します。この事実を知らない人が購入し、家に持ち込むことによって、買った人は知らず知らずのうちに外部被曝することになります。

また、放射性物質の除去を請け負う業者も出てきます。いわゆる、便乗商法の出現です。けっこう高い料金を支払って除染をお願いすることになっているようですが、汚染物質を運び出して、どこに保管しておくのでしょうか？　汚染物質を含んだ水の処理をどのように考えているのでしょうか？

へたに汚染物質を移動することで、かえって放射能を拡散することになっているかもしれません。一日も早く、汚染物の処理方法が確立されることを願ってやみません。

Point!!

- **除染は、放射性物質を移動させているだけだという認識を。**
- **除染した土壌や草木からも放射能は放出されている。**
- **汚染された水は、結局、海へと流される。**
- **汚染物の処理方法はまだできあがっていない。**
- **放射性物質の除去を請け負う業者には慎重に対処しよう。**

内部被曝を考える――食品の選び方

前にも述べましたが、放射性物質が人間の身体に及ぼす影響は、外部被曝より、口から放射性物質を体内に取り込む内部被曝のほうがはるかに大きく、危険です。

放射性ヨウ素１３１に関する内部被曝の問題については、胎児と幼児を除くと、日本人は食事でのヨードの摂取量が多いので、あわててヨード剤を飲む必要はありません。ヨード剤には副作用を伴うことがあるうえ、胎児や新生児の場合、甲状腺機能の低下を招くことがあります。海産物（海藻類では、昆布、ヒジキ、ワカメなど。魚類では、魚油、甲殻類、サケ、カツオ、カレイ、タラ、スズキ、マグロの順）を積極的に食べる程度で十分でしょう。

セシウムに関する摂取の対策はありませんが、セシウムは体内ではカリウムと同じような動きをしますので、カリウムを十分に補給する（食べる）しかありません。体内で競合して、セシウムに勝ってくれればよいという程度です。子どもの場合は腎臓の排泄能力が低いので、飲料やサプリメントによるカリウムの補給はやめたほうがいいでしょう。したがって、食品ごとに放射線量を測定して、比較的低いものを食べるよう心がけるしかありません。

子どもには低線量のものを選んで食べさせることです。六〇歳以上の大人は、放射線量を気にしても寿命を延ばせるかどうかわかりませんので、少々、放射線量の高いものを食べてもさしつかえないと思います。

ただし、海洋の汚染状況については一部テレビで報道されましたが、公的な発表を控えているようです。東日本の太平洋近海でとれた海産物には注意が必要です。検査を通過したものなのかどうか、チェックするようにしましょう。

乳幼児の場合には、とくに牛乳が問題になります。牛乳の汚染は、汚染された稲ワラを牛が飼料として食べることから、ワラに付着しているセシウムを口から取り込み、内部被曝してしまうことで生じます。

母乳検査からわかることは、母体は比較的きれいなのにもかかわらず、乳の部分に体内の四分の一の放射性物質が入っていく性質があることです。一度汚染された牛でも、きれいなエサを食べ続けると、半年で元のきれいな身体に戻ります。市販されている粉ミルクから三〇数ベクレルのセシウムが検出されるという事件がありましたが、粉ミルクも要注意です。

厚生労働省が定めた基準では、牛乳の場合は二〇〇ベクレル以下となっていて、乳児については一〇〇ベクレルを超えないよう「指導」することとされています。しかし、この一〇〇べクレルという数値には科学的な根拠はなく、もっと厳しい基準に変えてもらわなくてはなりません。新しい基準は二〇一二年四月から実施されることになりました。

もともと、一般の哺乳類は乳児期には母乳が飲め、幼児期になると飲めなくなって自然に離乳するものです。母乳を消化するための乳糖分解酵素が、幼児期になると出なくなるのです。人間と、犬や猫などが幼児期になっても牛乳を飲めるのは、環境に適応したからだと考えられます。農耕民族には飲めない人が多く、牧畜民族には飲めない人が少ないという統計があります。牛乳は、人間にとって不可欠な食品ではありません。

稲について言うと、米粒の部分以上に、茎であるワラのほうがより汚染されやすいという性質があります。一般に、放射性物質は根から吸収されて、茎、葉へと上昇していく性質があります。したがって、葉の部分に放射性物質が蓄積されやすいことになります。キャベツのように、芯の部分より外側の葉の部分に放射性物質が多いのもそのせいです。葉物は放射性物質を溜め込みやすく、人間の内臓にも蓄積しやすい性質があります。

また、自然界には「生体濃縮」という仕組みがあり、生体を通過するごとに濃縮されていくのが普通です。

かつて、核実験が続いた時期に、大気圏の流れでアラスカ上空に運ばれてきた放射性物質が、雨で地上に落下し、それを苔が吸収して濃縮。その苔をトナカイが食べてさらに濃縮し、そのトナカイを食料としているカナダのイヌイットたちが被曝したことがありました。海水中の毒を高濃度に蓄積するフグなどの毒をもった魚や、土壌中の毒を濃縮して蓄積する毒キノコも同じ原理です。

それらは、自分の体内で毒を作り出しているのではなく、外部から毒を吸収して、ある箇所に蓄積しているのです。植物は、雨や土中の水を吸って生長するので、ハウス栽培でも吸い込んだ水からの被曝は避けられません。

また、放射能を吸収しやすい生物と吸収しにくい生物があります。これは個体差です。濃縮する率や場所は、植物や動物、魚介類の種類によって異なりますが、汚染された野菜や牛乳、肉、魚介などを食べることで人の体内に入り込むのです。ＰＣＢ（ポリ塩化ビフェニル）やアスベスト、ダイオキシン、水俣病などの汚染も同じ仕組みです。

ですから、食物の放射線量を測定して、放射線量の低いものを食べるべきなのですが、すべての食物を検査することは不可能です。結局、生鮮食品に関しては、種類や産地ごとに測定するしかありません。原材料が新しく入ったときには検査をする、新しい野菜が収穫できたら検査をする、というシステムをきちんと作ることが必要です。同じ畑から収穫された野菜はほぼ同じ数値と見ていいでしょう。企業の商品は、同じ原料を使っていますから、検査方法はサンプル検査で比較的簡単だと思います。

しかし、現状ではそのシステムが確立されていません。そのため、放射性物質で汚染されていない安全な食料を選ぶためには、自治体などが行う放射能測定器での検査に頼ることになります。

食品の検査方法は、鉛で囲われた筒の内側に、細かく砕いた食品や牛乳などを入れたプラスチック容器を入れ、三〇分間かけて測定するのが一般的です。検査器としては、測定範囲が五ベクレル／kg以上のものが望ましいでしょう。自治体によっては、個人で持ち込んだ食品を無料あるいは三〇〇〇～五〇〇〇円程度で測定してくれます。

また、福島県をはじめ各地に民間の市民放射能測定所が設けられていますので、積極的に活用しましょう。

なかには個人で購入したい人もいるでしょうが、現在あるのはドイツ製やベラルーシ製、ウクライナ製、ロシア製などの機種がほとんどです。これらの機器は、日本語表示が出てこないため、添付されている日本語の解説書を見ながら検査することになります。まだ、国産の検査器はあまり普及していませんが、今後、量産されることが期待されています。

食品の検査ができる主な市民放射能測定所

【福島県内】

CRMS 市民放射能測定所（福島市）
福島市置賜町 8-8　パセナカ Misse 1F ◆ http://www.crms-jpn.com/

あぶくま市民放射能測定所（田村市）
田村市船引町堀越字原 166-1　◆ http://fukushimachildrensfund.org/sokuteisho-abukuma.html

市民放射能測定所・にんじん舎（郡山市）
郡山市片平町字中町 13-7　◆ http://fukushimachildrensfund.org/sokuteisho-koriyama.html

ゆうきの里東和（二本松市）
二本松市太田字下田 2-3　◆ http://www.touwanosato.net/kyougikai.html

TEAM 二本松・市民放射能測定室（二本松市）
二本松市岳温泉 1-254-4 ◆ http://team-nihonmatsu.r-cms.biz/

銀河市民放射能測定所（須賀川市）
須賀川市滑川字東町 327-1 ◆ 0248-73-0331

CRMS 南相馬・市民放射能測定所（南相馬市）
南相馬市原町区日の出町 171-3 ◆ 0244-26-8153

いわき放射能市民測定室・たらちね（いわき市）
いわき市小名浜花畑町 11-3 ◆ http://www.iwakisokuteishitu.com/

おぐに市民放射能測定所（伊達市）
伊達市霊山町上小国字腰巻 7　◆ http://memo1i4future.com/kodomira/citizen/entry-6927.html

しらかわ・市民放射能測定所・べく知る（白河市）
白河市本町 2 マイタウン白河 2F ◆ 0248-31-7595

福島県有機ネット・会津拠点（会津市）
会津若松市門田町徳久字竹之元 562 ◆ 0242-85-7326

【その他の地域】

みんなの放射能測定室・てとてと（宮城県大河原町）
宮城県柴田郡大河原町字町 200 ◆ 0224-86-3135 ◆ http://sokuteimiyagi.blog.fc2.com/

小さき花 市民の放射能測定室仙台（宮城県仙台市）
宮城県仙台市太白区坪沼字原前 15 ◆ 022-302-3853 ◆ http://ameblo.jp/foreston39/

CRMS せたがや市民放射能測定所（東京都世田谷区）
◆ http://crms-setagaya.jimdo.com/

こどもみらい測定所（東京都国分寺市）
東京都国分寺市東元町 2-20-10 ◆ 042-312-4414 ◆ http://kodomira.com/

小金井市放射能測定器運営連絡協議会（東京都小金井市）
◆ http://hosyanousokuteishitsu-koganei.jimdo.com/

市民放射能測定所は 2011 年夏以降、福島市をはじめ福島県内や東北各地、東京その他の地域に広がっている。

最近、スーパーマーケットなどの食品売り場に、ベルトコンベア式の測定器を設置して、各人が検査できるシステムが登場したことをニュースで知りましたが、流れ作業の検査では表面の数値だけしか計測されないはずです。中身まできちんと計測されているのかどうかは疑問です。やはり、時間をかけて正しく検査することが大切です。

なお、産地を根拠に生鮮食品を選ぶ人が多いように見受けられますが、同じ産地でも放射線量が異なっているケースがあります。あってはならないことですが、産地が偽装されている恐れもあります。

安心できる食料を確保するためには、自治体の支援を得ることと同時に、消費者同士が連絡会などを作って、情報を交換することも必要です。消費者自身が確かな目を養うことが求められているのです。自分が納得のいく方法で、安心できる食料を確保しましょう。

Point!!

- **日本人の場合、ヨード欠乏症はまずない。**
- **乳児が飲む牛乳や子どもの飲食物には細心の注意を。ただし、牛乳は必需品ではない。**
- **食品（とくに生鮮食品）は、産地で選ぶのではなく、放射線量の多寡で選ぶこと。**

子どもの異変を察知する方法

乳幼児の場合には、被曝後一年以内ぐらいから徐々に甲状腺癌、白血病などの症状が現れる子どもが出てきます。ただし、眼に見えるような形で患者が増えるというものではありません。一年に四人、五人などと全体から見ると気がつかないような数ながら、年とともに確実にその数を増やしていくのです。

独協医大の藤岡名誉教授の説明では、アメリカで気管支炎と肺炎の症状を探る実験をしました。発病のようすを調べるため、毎日、肺のX線写真を撮り続け、いつ、どのような形で発病するかを解明しようとしました。そしてある日、突然、肺炎にかかっていることが判明しました。検査をし続けても、ある限界を超えなければX線に写らないのです。そして、検査で判明したときには、すでに発症しているのです。

X線で肺癌の癌陰影が発見できるのは、かなり腕のいい医者でも七、八ミリの大きさになってからで、超音波検査（エコー）の場合は、五ミリの大きさでも判明します。

それでは以下に、子どもの異変を察知するための具体的な手がかりを紹介します。

甲状腺癌の場合には、喉にしこりができます。喉中央にある声帯の下の辺りに腫瘍ができるためで、場合によっては首周りが太くなったように見えます。痛みはありません。はれたり、しこりができるだけです。

甲状腺癌は血液検査では発見できません。

白血病（血液癌の一種）は、造血幹細胞（すべての血液をつくる母細胞）に異常が起こり、DNAの命令をきかない癌血球が増殖して正常な血球が減少してしまう病気です。血液には、白血球、赤血球、血小板という血球（血液細胞）がありますが、それらは骨髄で作られています。骨髄中の造血幹細胞が成長、増殖しながら、それぞれの血球を一定の比率で生産しては、血液中に送り込んでいるのです。

これらの血球の中で、白血球は体の免疫システムに重要な役割を果たしています。したがって、白血球に異常が生じると、正常な白血球が減って免疫システムが低下し、細菌やウイルスなどの攻撃に対する抵抗力が弱くなります。赤血球にも異常が生じ、貧血を起こしやすくなり、血小板が異常をきたすことで血液が凝固しなくなります。その結果、貧血が生じ、内出血が生

ホールボディカウンターのある市民放射能測定所

CRMS 市民放射能測定所
福島市置賜町 8-8 パセナカ Misse 1F ◆ http://www.crms-jpn.com/

いわき放射能市民測定室・たらちね
いわき市小名浜花畑町 11-3 ◆ http://www.iwakisokuteishitu.com/

じて出血斑が出てくるのです。何でもないときに細い出血斑が胸に出てきた場合には、白血病を疑う必要があります。

白血病には、短期間で血液の異常細胞が増える「急性白血病」と、ゆっくりと異常細胞が増え、正常細胞が減っていく「慢性白血病」があります。多くは急性です。白血病は外からは分かりにくい病気です。疑いが生じたら、血液検査で血液（白血球像）を調べれば、ほぼ診断がつきます。紫斑、出血斑や微熱が続くこと、ひどい貧血などが初期症状です。

よく「鼻血が出るのが心配」と相談に来られる人がいますが、鼻血は単独の症状の場合、あまり関係がないと私は考えています。

子どもの健康をできるだけ正しく知るためには、市民放射能測定所などに行って体内の放射線量を測定してもらうことです。ホールボディカウンターという検査機器で調べることができますので、体内のセシウム137や134を計測して数値を教えてもらいましょう。

また、子どもの健康手帳や生活手帳を作成して、定期的に子どもの健康状態や行動をチェックすることも大切なことです。福島では一八歳以下の子どもに対して甲状腺の定期検査をしていますが、福島第一原発が事故を起こしたときにはどこにいたか？ その後、どこに何日間避難して、現在は、どこそこに住んでいる、○月○日には子どもの具合が悪くなったので××病院に行き、医師の診断は△△、などの詳細な記録も、後年、放射性物質による影響が現れたときの重要な記録となります。

子どもの健康状態、精神状態などで心配が生じたときには、小児科専門医や精神科医などに行って、専門家に相談しましょう。一人で悩んでいると、ストレスによって、親のほうが身体の調子を崩してしまうことになりかねません。ストレスは免疫力を低下させ、さまざまな病気の要因ともなります。ストレスにならないようにくよくよしないことも、健康を維持するためには大切です。

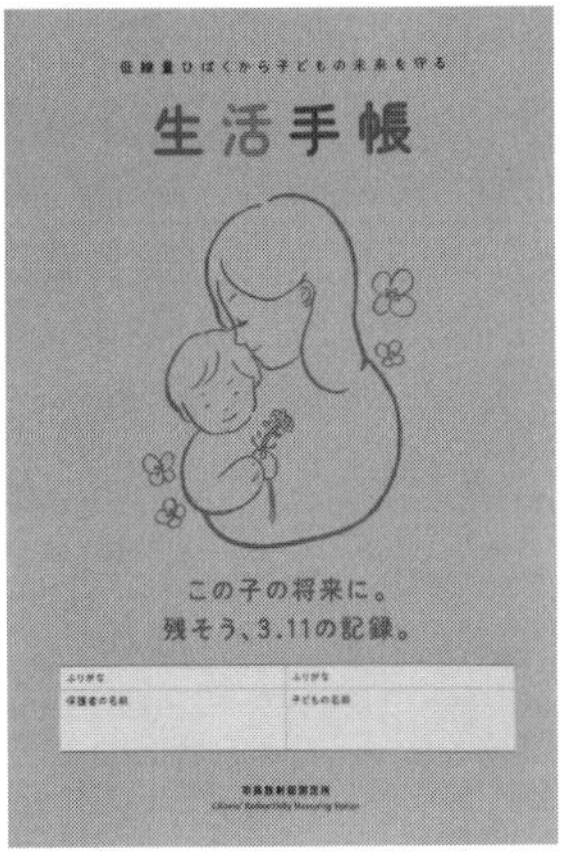

市民放射能測定所（福島市）が作成した生活手帳

同様に、子どもにもストレスがないよう配慮しなくてはなりません。外で遊ぶと外部被曝するからと、家にばかりこもっていれば、ストレスになって、かえって病気になってしまうこともあります。ときには外で思いっきり遊ばせることも大切。きれいな環境のもとで遊ばせることができないときには、放射線量の少ない場所を選んで外で遊ばせましょう。子どもにとっては、時に気分を発散させることが大切です。日本人は白人に比べて、神経質になりやすいことが明らかにされています。しかし、神経質にならないように気をつけていても、あるとき突然、ストレス状態になると無意識に反応してしまいます。このような事態を避けるには、不安を行動にかえることです。

Point!!

- **甲状腺の異常は、喉のはれに注意すること。**
- **白血病は発見しづらいが、貧血や出血斑が兆候。**
- **体内の放射線量を検査するには、ホールボディカウンターによる測定が必要。**
- **健康手帳や生活手帳で子どもの変化をチェックすること。**
- **ストレスは突然受けるもので、避けることができない。**

避難や短期転地の勧め

警戒区域や計画的避難区域以外の福島の住民は、避難や汚染状況の把握などに関して、国や行政からの具体的な指示・説明もないまま中途半端な状態に置かれ続けています。しかし、確実に放射性物質によって地域一帯が汚染されていることに間違いはありません。これらの地域に住んでいる子どもは、多少なりとも被曝していますし、より多くの被曝を防ぐために、どうしても外で遊ぶ時間が制限されてしまいます。

ある一定量以下の被曝なら身体に影響がない、という報道もありますが、被曝量はゼロに近いほうがいいのは言うまでもありません。ある量の被曝をしてしまうと、いつその影響が現れてもおかしくないということなのです。

年間積算放射線量が一ミリシーベルトを超えたから健康を害する、一ミリシーベルト以下だから大丈夫だ、とは言えません。〇・七ミリシーベルトの線量で病気を発症する人もいるし、一・五ミリシーベルトの線量でも病気にならない人がいるということです。これが確率的影響による判断を難しくするところです。

一ミリシーベルトというのは、単なる基準値であるにもかかわらず、何か事件が生じたときには、この数値が意味をもってしまうから危ういのです。それは、水俣病やアスベスト訴訟などの過去の例からも推察できます。今後、放射性物質が原因である症状を引き起こしたとき、「年間積算放射線量が〇・七ミリシーベルトの地域に住んでいたのだから、放射性物質が原因による症状だとは考えにくい」などという判断が優位を占めることが危惧されます。

　過去のこのような事例から考えるべきことは、国の基準内だから安全な地域である、という保証はどこにもないということです。したがって、たとえ汚染線量の低い地域であろうと、少なくとも子どもだけは避難させるべきだと私は考えています。

　放射性物質の感受性が高い子どもたちは、その分、放射線による被害も受けやすい存在です。影響も大きく現れます。将来、「なんの影響も現れなかった」と安心できて普通なのです。影響が現れてから後悔しても遅いということです。子どもの成長のために、安心して生活できる環境においてやるのが親としての責任です。残念ながら、放射性物質が放出されてしまったという現実は、その地域に住んでいる人びとに過酷さを強いるものです。

　チェルノブイリ事故のときには、避難命令を出すのが遅かったという問題はありましたが、原発近隣の住民は強制的に避難させられました。旧ソ連政府が避難地を確保し、住宅、道路、水道、電気、ガスなどの生活に必要な環境を作って、住民の安全を確保しました。国の責任と

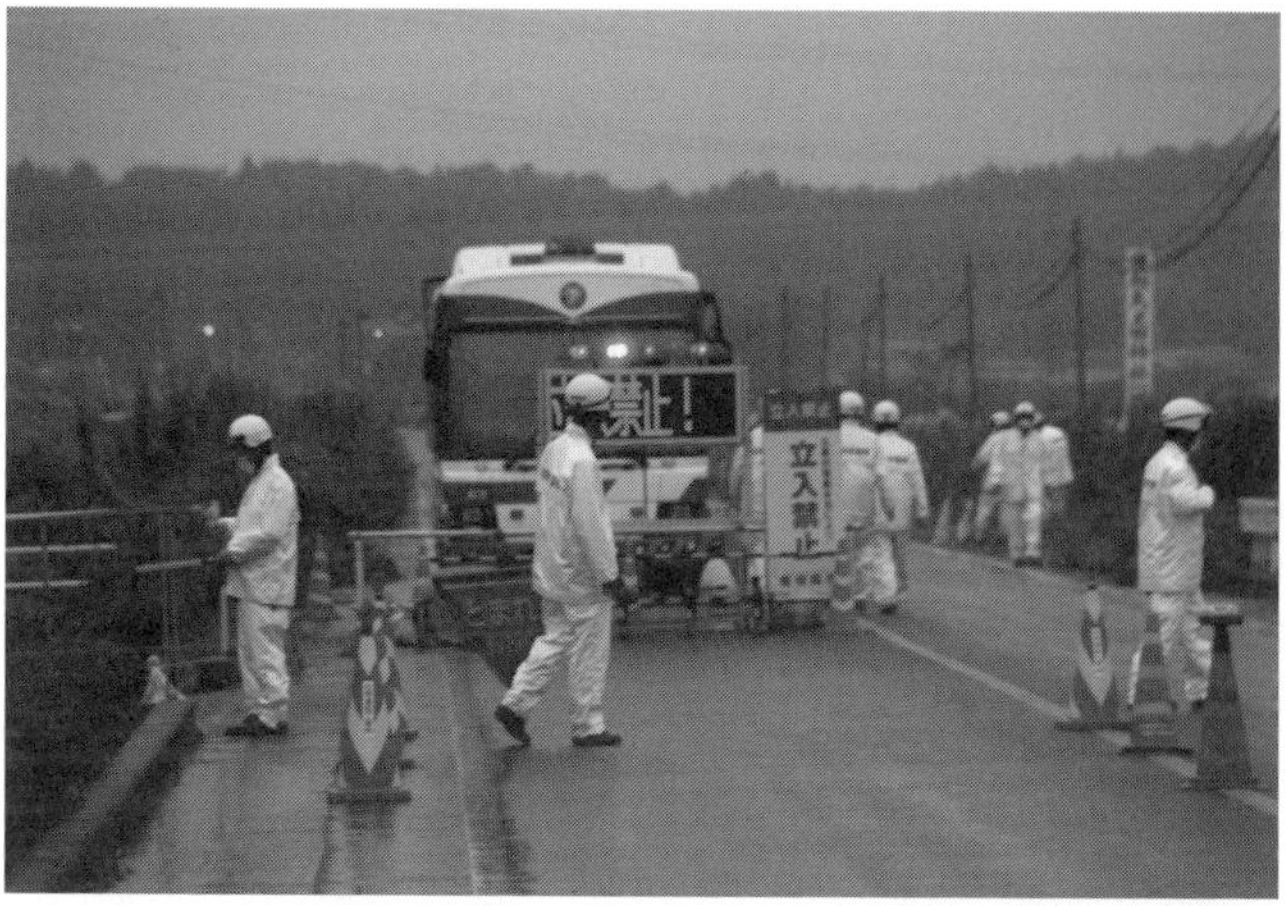

立入禁止の検問（南相馬市）

して、少なくともそれだけの手は打ったのです。

家族構成や経済的理由などから、どうしても避難できないという人も、子どもが休みのときを利用して、たとえ短期間でも放射能汚染のない安全な地域に転地することを勧めます。一週間でも二週間でも、少しでも長い期間、安全な環境で、放射性物質の含まれていない食物を食べ続けることによって、体内が清浄化され、健康体を取り戻すことができます。また、安心できる環境にいるという安心感が子どもの精神に大きく作用して、のびのびした気持ちにさせてくれます。

子どもは親が思っている以上に、敏感に親の行動に反応するものです。親が心配そうにしていると、その気持ちは子どもにも伝わります。何度も言うようですが、親が不安を抱えていると、その反応が子どもにも拡大して現れ、子どもも不安を抱えるようになります。子どもが抱えてしまった不安を解放・発散させるためにも、短期転地は効果があります。

Point!!

- **政府が定めた年間積算放射線量の規制値は、あくまでも一つの目安でしかない。**
- **放射能をより多く吸収する子どもだけでも避難させることが必要。**
- **避難できない人は、休みを利用して短期転地をすること。**
- **大人の不安を子どもに伝播させせない工夫を。**

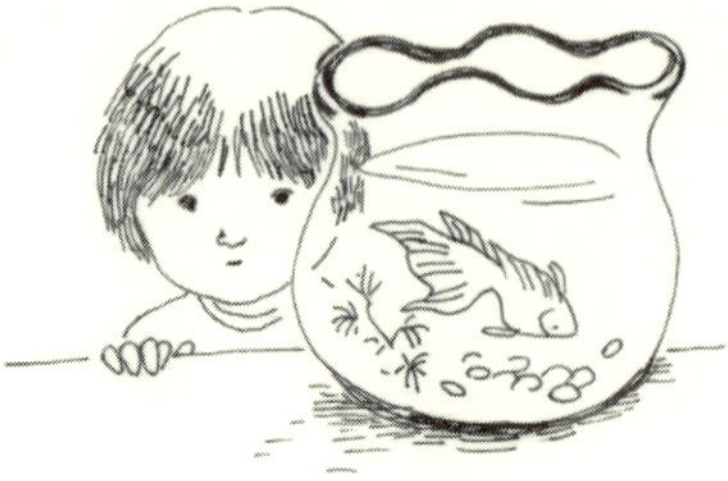

第４章
原発の今後を考える
── 子どもたちの未来のために

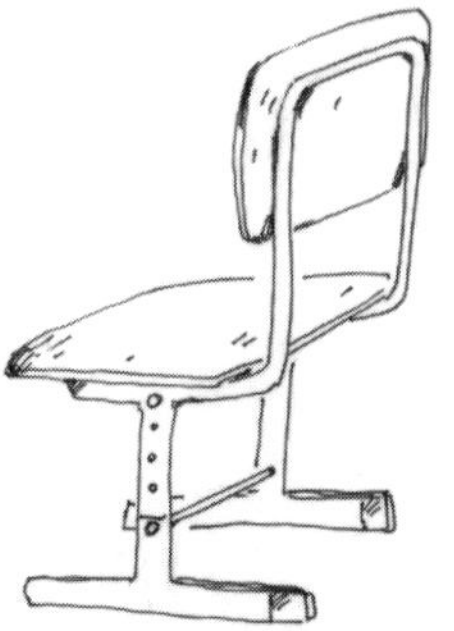

これまでの３つの章で、福島で被曝した人びと、とりわけ小さな子どもをもつ親たちの切実な声や、原子力発電に関する基礎的な知識、事故に対する自衛策などについてふれてきた。

最後の章では、政府や東京電力の事故に対する対応や、国の原発政策そのものについて、私なりの受け止め方、考え方を述べてみたい。

国と東京電力の原発に対する甘い考え

東日本を襲った大地震、その大地震が引き起こした大津波、そして、福島第一原子力発電所（原発）の事故。この三つの事故（事件？）の重なったことが、悲惨な事態をよりいっそう大きなものにしたと言えます。おそらく今回の事故でいちばん困惑しているのは、東京電力（東電）でしょう。想像だにしていなかった事態に突然襲われ、何をどうしてよいのかの判断もできなかった、というのが正直なところでしょう。

事故後に、「想定外」の事態だった、という表現が飛び交いましたが、恐らく東電としては、重大事故そのものを想定していなかったのだと思います。こんな事故が起こるはずがない、という甘い考えでいたというのが真実なのではないでしょうか。

一九七九年三月に起こったスリーマイル島の原発事故や、一九八六年四月に起こったチェルノブイリでの原発事故などは、対岸の火事として眺めていただけで、自分のこととして考えることはしていなかったとしか思えないのです。これは東電に限らず、日本の九電力会社すべてに言えることだと思います。それは事故後の、東電や国の、二転三転する対応の仕方からもうかがい知ることができます。

事故以前、電力会社は「クリーンエネルギー」を売り物に、オゾン層破壊の危機を招いている二酸化炭素から地球環境を守るためには、原発こそがもっともふさわしい電力源であると吹聴してきました。また、多くの文化人を広告塔・メッセンジャーとして用い、「安全神話」の種をまき続けてきたのです。多額の費用を使って……。

国も、全く同じような考え方で原発を推進してきました。原発の立地を条件に、毎年予算を組んで、地元自治体には多額の「電源三法交付金（原発補助金）」を支払っています。

このようにして、国と電力会社との癒着構造に、自治体も巻き込まれるという構図が確立されました。この構造にいったん組み込まれてしまうと、抜け出すことは容易ではありません。関係者たちが互いに大きな収益を得ているからです。

しかし、今回の事故で再認識できたように、原発は、最終的な解決策がないままに押し進められている発電システムです。その最大の問題は使用済み燃料の処理・処分問題で、技術的困難さゆえに、その解決策を見いだせないことです。近い将来、解決策が出されるだろうとの希望的観測のもとに進められてきました。青森県の六ヶ所村の再処理工場に溜め込まれている使用済み燃料が、安全かつ安心できる状態になるという保証はないままです。しかも、もう満杯状態になってきました。

福島第一原発の事故が起こった後に、事態を整然と処理していく方法は、だれにも分からなかったことでした。いま原発内部で何が起こっているのかを判断できない状態にありながら、その場での思いつきで発言し、指示を出していたのが政治家であり、東電であり、原子力安全・保安院だったのです。これは、チェルノブイリ事故のときとまったく同じ構図です。

事故後九か月経った二〇一一年一二月一六日、政府・東電は原子炉の水温が一〇〇度未満まで下がって安定した状態、「冷温停止状態」になり、事故収束工程表の「第二ステップ」が完了したと発表しました。そして、今後は計画的避難区域や警戒区域の除染作業に移るとしています。

しかし、何度も繰り返してきたように、除染は容易なことではありません。

除去した放射性廃棄物はどう処理されるのでしょうか？　除染作業に使われた衣類・機器などは、使用後どのように処理する計画なのでしょうか？　除染のために使ったた水はどう処理されるのでしょうか？　河川の放射性物質量の検査は正確になされているのでしょうか？　また、太平洋近海の放射性物質の検査は正確に行われているのでしょうか？

最近、ＮＨＫスペシャル「シリーズ原発危機・知られざる放射能汚染～海からの緊急報告」という番組で、福島沖から茨城・千葉沿岸、東京湾、江戸川と荒川の河口の汚染調査が報告されましたが、沿岸と河口の汚染はかなり進んでいます。

原発事故と電力会社の対応

福島第一原発事故が起こって以来、東電はさまざまな事故収束策を講じると同時に、事故の責任逃れにも奔走してきたように見えます。

その象徴とも思える光景が、東電の清水正孝社長（当時）が記者会見で述べた言葉でしょう。「このたびの事故で、住民の皆さまにはたいへんなご不安とご迷惑を与えてしまったことを心からお詫び申し上げます」などの常套句を並べ、その後に続く質疑応答のなかで「……発電所は国の安全基準を満たしたものである」とした一言です。「国の安全基準を守っていたのだから、東電には責任がない」ともとれる発言であり、このような言葉を吐いてしまう体質こそが、今回の事故が浮き彫りにした電力会社の問題なのではないでしょうか。最大の問題は、真実を隠してしまう体質です。

そもそも国の安全基準そのものが、電力会社と国との間で設けられたもので、電力会社の意向を強く汲んで設定されたものなのでしょう。一定の条件を満たした書類が揃っていれば、承認を得られるような基準検査です。原子力の危険から住民の安全を守るための基準ではなく、原子力発電推進の妨げにならないようにすることが、国の安全基準だったのではないでしょうか。原発の危険性を回避するための安全基準ではなかったのです。事故後の原子力安全・保安院の職員のやり取りを見ていてそう思ったのは、私だけではないでしょう。

同じことは、くしくも事故の収束中に明らかにされた、九州電力玄海原発の運転再開の説明会からもうかがい知ることができました。いわゆる「やらせメール」事件です。九州電力が運転再開を進めるために、九州電力社員や関連会社の社員に運転再開賛成のメールを送信させた事件です。福島第一原発の事故で人びとが原子力の安全基準に疑問を抱いている最中に、地元自治体の長が行ったできごとでした。また、国や県が主催した公開討論会に際しても、あらかじめ九電関連の社員を参加させて、会の司会者と了解のうえで、賛成の意見を発言させていたとの一件も発覚しました。

このような事件を受けて経済産業省は、過去の国主催の説明会の実態調査に乗り出し、ほかの電力会社でも同様のことがあったとの調査結果を報告しています。

また、これまで日本の原発では数多くの事故が発生してきましたが、そのほとんどは電力会社と政府によって隠蔽され、一般に報道されることはありませんでした。原発を推進していくためには、事故のあったことが知られてはならない、負の面を見せてはならないという暗黙の了解があったのかもしれません。

しかし、こと原発に関しては、企業の思惑優先で進めていくことは許されません。原発は国と共同で進めてきた事業です。だからこそ、地域住民ばかりでなく、国民全体の安全を考慮した事業を推進すべきです。これからの日本を背負っていく子どもたちが、健康で生活できることを第一義に安全基準を作るべきなのです。

欧米では、チェルノブイリの原発事故を契機に、「過酷対策」という考え方で原発を推進してきました。過酷対策とは、最悪の事態に対応した危機管理対策を考える、というものです。ですから、万一事故が起こったときには、電力会社や政府だけではなく、消防隊や軍隊、原発の立地している自治体などが一致して事に当たる体制が考えられています。

これに対して日本では、原発の危機管理は各電力会社に委ねられているのが現状です。電力会社は、多額の費用がかかる欧米のような過酷対策を取り入れないよう、国に働きかけてきたのだと考えざるをえません。

日々の放射線量と年間被曝量、そして避難

すでに述べましたように、日々の放射線量に関しては、新聞やインターネットで確認することができます。文部科学省の発表によると、福島県内の空間線量は広い範囲で、依然として高い数値を示しています。

また、年間被曝量とは、一年間に累積する放射線量のことで、木造家屋における放射線遮断効果を考慮し、一日あたり、屋外に八時間、屋内に一六時間いたと仮定した年間の数値です。

毎時〇・二マイクロシーベルトの地域で生活していると、年間被曝量は一ミリシーベルトに相当します。毎時三・八マイクロシーベルトなら、年間二〇ミリシーベルトの被曝の恐れがあります。区域で見ていきますと、二〇一二年三月までの積算放射線量は、飯舘村で三〇〜五〇ミリシーベルト、川俣町では四五ミリシーベルト、浪江町では少なくとも三〇〜四〇ミリシーベルトで、場所によっては二〇〇ミリシーベルトを超える区域もあります。

詳しくは、左の表を見てください。

被災地の年間推計積算放射線量（文部科学省発表）

①計画的避難区域
飯舘村長泥　９６．２　　飯舘村比曽　８５．２　　飯舘村深谷　４７．７
飯舘村蕨平　４６．９　　飯舘村小宮　４１．１　　飯舘村前田　３６．０
飯舘村関沢　３５．５　　飯舘村佐須　２８．０　　飯舘村草野　２７．６
飯舘村臼石　２６．１　　飯舘村伊丹沢２５．２　　飯舘村飯樋　２４．０
飯舘村八木沢２２．５　など
川俣町山木屋広久保山　４５．２　　川俣町山木屋向出山　２４．０
川俣町山木屋房由　１４．０　　川俣町山木屋大洪　１３．９　など
葛尾村葛尾野行　１０３．３　　葛尾村葛尾柏原　５９．５
葛尾村葛尾広谷地　５１．２　　葛尾村落合大笹　１６．６　など
浪江町昼曽根尺石　２２５．１　　浪江町赤宇木椚平　２１０．１
浪江町昼曽根　１４０．７　　浪江町赤宇木葛久保　１２３．３
浪江町赤宇木石小屋　１２２．３　　浪江町赤宇木手七郎　１２１．７
浪江町赤宇木塩浸　１１６．２　　浪江町南津島下冷田　１１５．７
浪江町下津島小塚　８０．０　　浪江町赤宇木白追　７１．０
浪江町下津島字萱深　５３．５　など
南相馬市原町区馬場字五台山　６４．５　南相馬市原町区高倉字森　２６．０

②その他の区域
いわき市川前町下桶売荻　１６．４　　いわき市小川町上小川　６．６　など
郡山市豊田町　９．６　　郡山市鶴見坦　７．４　　郡山市菜根　　６．９　など
伊達市霊山町上小国茶畑　１８．６　　伊達市霊山町石田宝司沢　１８．４
伊達市霊山町下小国高屋敷　１６．５　　伊達市霊山町上小国末坂　１４．１　など
川内村下川内　５．６　など
田村市都路町岩井沢　７．３　　田村市都路町古道　５．５　など
二本松市上川崎糸内　６．６　　二本松市太田字下田　５．５　など
福島市東浜町　１０．３　　福島市南向台　９．６　　福島市大波滝ノ入　９．２
福島市小金山　８．６　　福島市南矢野目道下　８．６
福島市宮下町　７．０　　福島市渡利　５．８　など
南相馬市原町区大原字蛇石　２０．７　　南相馬市原町区高倉字堂前　１６．４
南相馬市原町区大原台畑　１３．３　　南相馬市鹿島区橲原字釜灰　９．７
南相馬市原町区馬場下中内　８．３　　南相馬市鹿島区上栃窪字鹿ノ代　６．９　など
本宮市和田　１１．４

③警戒区域
大熊町大字夫沢　４８２．０　　大熊町大字熊川　２２１．６
大熊町下野上　１９７．２　　大熊町大字小入野　７５．７
大熊町大川原　２２．５　など
富岡町大字小良ヶ浜　１０９．８　　富岡町大字本岡　７３．１
富岡町大字上手岡　４７．５　　富岡町大字小浜　２７．４
富岡町大字上郡山　１９．８　など
浪江町大字井手　２１１．６　　浪江町川房　２１０．８
浪江町昼曽根　１４４．１　　浪江町大字小丸　１４０．４
浪江町室原　１２１．３　　浪江町大字末森　５７．２
浪江町酒井　５１．９　　浪江町大字立野　４６．１　など
楢葉町上繁岡　１４．２　楢葉町大字井出　１２．１　など
双葉町大字長塚　１６５．４　　双葉町石熊　１１１．８
双葉町大字山田　６２．５　　双葉町大字前田　４９．８
双葉町寺沢　４０．２　　双葉町大字新山　２７．９　など
南相馬市小高区金谷　５４．３　　南相馬市小高区川房　３１．９
南相馬市小高区大富　１２．４　など

単位はミリシーベルト

政府は、今後、避難区域の見直しをして、年間被曝線量が二〇ミリシーベルト未満の「準備区域」、二〇～五〇ミリシーベルトの「居住制限区域」、五〇ミリシーベルト以上の「帰還困難区域」の三つに分けるとしています。

この数値からしますと、浪江町の大部分、南相馬市南西部、飯舘村南部、葛尾村東部などは「帰還困難区域」になります。少なくともこれらの区域では、たとえ除染作業が終わったとしても戻れないことになるでしょう。

しかも、政府が発表している基準はあくまでも成人が対象です。乳幼児や児童、妊婦などが考慮されている数値ではありません。大人が居住制限区域に戻れる数値だからといって、子どもも戻れる、安全だという保証はないのです。そもそも、子どもにとって安心できる数値などはないと考えるべきです。すでに何度も説明してきましたように、被曝による確率的影響は、数値の多い少ないに根拠はないからです。

また、今回の事故以来頻繁に用いられている「避難」という言葉に私は違和感を覚えます。少なくとも、居住制限区域や帰還困難区域という言葉が意味している内容は、一時的に難を避ける「避難」ではありません。残念ながら、アメリカやチェルノブイリの例からも、本人が生きている間には帰って来られないことを意味しています。やはり、三〇年というセシウムの半減期は長いのです。

ですから、この区域に住んでいた人にとっては、避難ではなく、移り住んでいく「移住」、あるいは「引っ越し」です。無責任に「避難」という言葉を使うことで、すぐにでも帰れると思わせてしまうのです。

福島県浪江町が高校生以上の全町民を対象に二〇一一年一一月初旬に行ったアンケートで、帰還できる状況が整っても「戻らない」という町民が全体の三割を超えたといいます（正確には、三二・五％）。

また、戻ると答えた六四・四％の人も、戻るための条件として挙げたのは、「放射線量が下がり、上下水道などの生活基盤が整備されたら」（一五・七％）、「他の町民がある程度戻ったら」（四三・七％）、「警戒区域などが解除されたら」（五・〇％）でした。

このアンケートの結果からもわかるように、気の毒なことですが、多くの住民のみなさんは「もう戻れない」と自覚しているのです。

除染政策はデタラメと言うしかない

国による除染作業が自衛隊などによって進められようとしていますが、その放射性廃棄物の処分をどうするかはまだ決まっていません。今は、仮置き場に三年、中間貯蔵施設に三〇年以内と示されているだけです。

その仮置き場すらどこにするのか決まっていません。福島県内に設置されるという中間貯蔵施設は、容量が一五〇〇万〜二八〇〇万㎥、敷地面積三〜五㎢に及ぶと推定され、汚染された廃棄物は濃度に関係なく保管される、とあるだけです。

また、各自治体は木の枝や落ち葉は焼却すると言っていますが、枝や落ち葉を焼却することによって、再び大気中に舞い上がってしまう放射性物質への考慮はなされていないようです。放射性物質を焼却することで、再び大気中に飛散させてしまうことになんの疑問ももたない政治家や役人に対しては失望するばかりです。

これは、二〇一一年一二月初旬、東京都杉並区の小学校の校庭に置かれていたシートから検

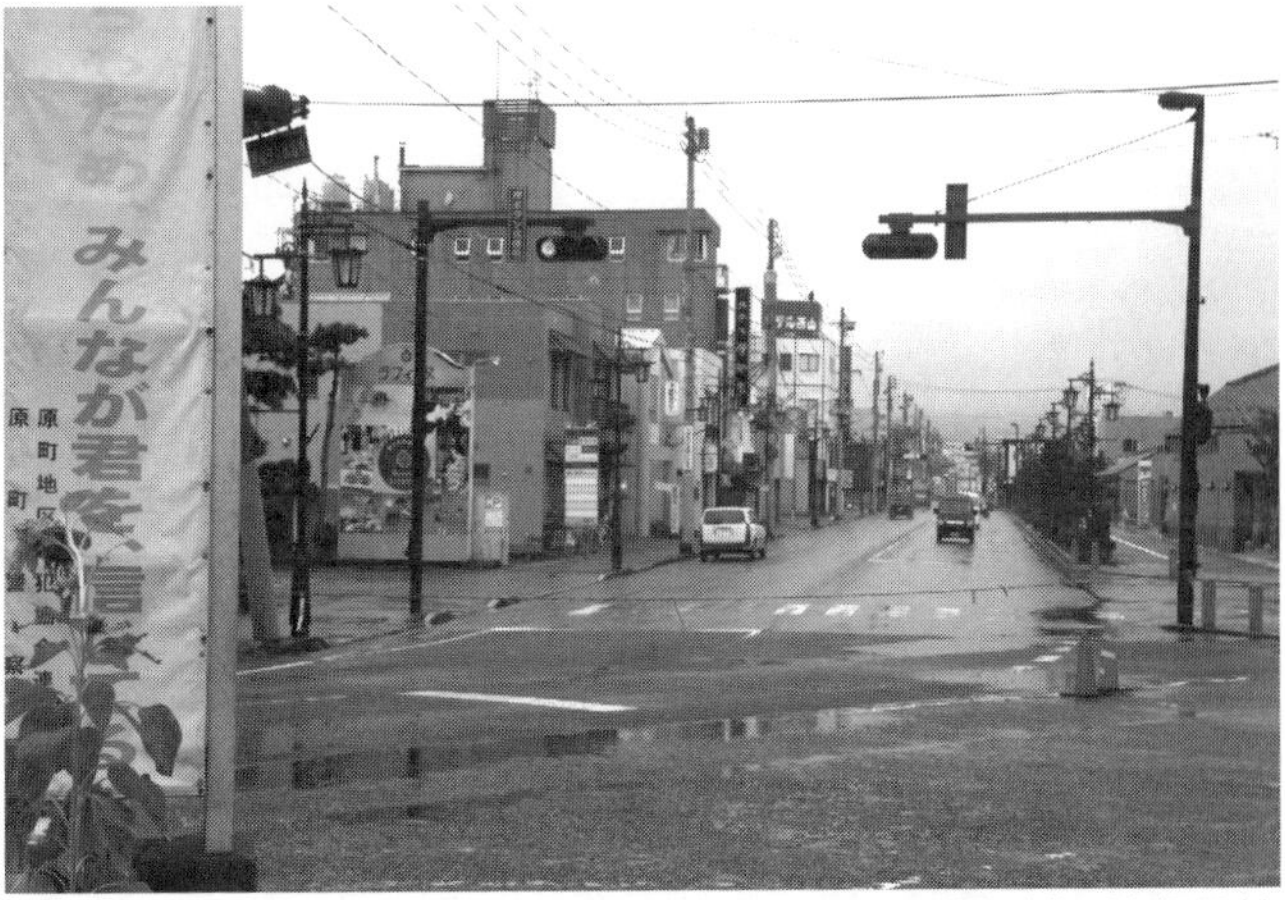

人通りの少ない原町駅前商店街（南相馬市）

出された大量の放射性セシウムの処理法について、一般のゴミといっしょにシートも焼却すると平然と言っていた都の職員も同様です。大気中に飛散した放射性物質が再び子どもたちにも降り注いでくるのです。

　放射性セシウムは飛散しやすい物質である、ということはすでに今回の事件から学んだはずなのに、木の枝や葉、シートなどに付着したセシウムが、焼却されることによって再び大気中に飛散してしまうことまでには思いが至らないようです。

　また、中間貯蔵施設がどこに設置されるのかは分かりませんが、今後、三〇年間保管されるということは、ほぼ半永久的にその地には人が住めないということです。最終的に、コンクリートでおおう石棺にするのか、地中に埋めるのか定かではありませんが、その周辺に住んでいる住民にとってはきわめて危険な場所になってしまいます。

日本各地で起こっているゴミ処理問題でさえ、的確な判断がなされていない現状にあって、放射性廃棄物の処理施設が容易に決定できると考えているのでしょうか。もちろん、いち早く処理をしなければならない問題ですが、近隣に住んでいる住民にも配慮した方策が求められています。ですから私は、福島第一原発の二〇㎞圏内を立ち入り禁止区域に指定して、そこを最終処分まで含めた放射性廃棄物の処理場にするしかないと思うのです。

一方、事故後、さまざまな分野から放射性物質を除去する方法が考案されています。海水を真水に替えることによってセシウムを除去する方法があるといいます。

しかし、まだ、完全にセシウムを除去することはできていません。必ず、高濃度に圧縮（濃縮）されたセシウムを含んだ物質が残ってしまいます。そこには、三〇年の半減期を待たざるをえないセシウムがあるのです。そのセシウムを保管する場所はどうしても必要です。

左の表を見てください。国が費用を負担し、各自治体が除染をすすめることになった地域です。

国の費用で除染すると発表された市町村

福島県	福島市、郡山市、いわき市、白河市、須賀川市、相馬市、二本松市、伊達市、本宮市、桑折町、国見町、大玉村、鏡石町、天栄村、会津坂下町、湯川村、三島町、昭和村、会津美里町、西郷村、泉崎村、中島村、矢吹町、棚倉町、矢祭町、塙町、鮫川村、石川町、玉川村、平田村、浅川町、古殿町、三春町、小野町、広野町、新地町 田村市、南相馬市、川俣町、川内村（除染特別地域外の場所）
岩手県	一関市、奥州市、平泉町
宮城県	石巻市、白石市、角田市、栗原市、七ヶ宿町、大河原町、丸森町、山元町
茨城県	日立市、土浦市、龍ヶ崎市、常総市、常陸太田市、高萩市、北茨城市、取手市、牛久市、つくば市、ひたちなか市、鹿嶋市、守谷市、稲敷市、鉾田市、つくばみらい市、東海村、美浦村、阿見町、利根町
栃木県	佐野市、鹿沼市、日光市、大田原市、矢板市、那須塩原市、塩谷町、那須町
群馬県	桐生市、沼田市、渋川市、安中市、みどり市、下仁田町、中之条町、高山村、東吾妻町、片品村、川場村、みなかみ町
埼玉県	三郷市、吉川市
千葉県	松戸市、野田市、佐倉市、柏市、流山市、我孫子市、鎌ヶ谷市、印西市、白井市

※警戒区域と計画的避難区域は「除染特別地域」に指定し、国直轄で除染をすすめる。
※基準は、年間１ミリシーベルトを超える場所。

食品検査

内部被曝を考えるとき、もっとも気にしなければならないのが飲食物です。とくに乳児のいる家庭ではミルクが気になります。

政府は、国が定めた基準値を下回る数値であれば飲んでも影響がないと言っていますが、親としてはやはり気がかりです。基準値を下回る数値であっても、放射性物質が含まれていることは確かなのです。できることなら、放射性物質がゼロに近いミルクを飲ませたいと思うのが親ではないでしょうか。

また、母乳よりは粉ミルクのほうが安全だと言われますが、粉ミルクから放射性セシウムが検出されたという報道もありました。まさに、何を信頼したらいいのかが分からなくなっているのです。では、子どもたちに少しでも安心できる食料を食べさせるにはどうしたらいいのでしょう。

母乳を与える場合には、まず母親がセシウムに汚染されていない飲食物を食べ続けることです。一般的には、半年間、汚染されていない食料を採り続けることで、母体も健全になるとされています。

粉ミルクを与える場合には、容器に記されている製造年月日が、二〇一一年三月以前のものか、二〇一一年の夏以降のものを飲ませるようにすることで多少は安心できるでしょう。外国産粉ミルクのほうが安全だという説もありますが、外国産粉ミルクも、国内に入ってきてから再加工されている場合もあるので、完全なわけではありません。

心配な場合には、近くの放射能測定所に行って、検査してもらいましょう。検査結果に納得がいったら、同じメーカーの製造年月日が同じ粉ミルクをストックしておきましょう。

現段階では、飲食物に含まれている可能性の高い放射性物質はほぼセシウムに限定していいでしょう。すでに説明しましたように、セシウムは体内でカリウムと同じような活動をします。ですから、カリウムが少ないと体内でセシウムが吸収されやすくなります。まずは、カリウムを豊富に採ることが第一です。体内にカリウムが豊富にあることによって、取り込まれたセシウムは体内に吸収されることなく排出される可能性が高いからです。

また、セシウムは体内でＤＮＡを損傷することが多い放射性物質です。しかし、ビタミンやミネラル、アミノ酸などには、傷つけられたＤＮＡを修復する作用があります。たとえセシウムにＤＮＡが傷つけられても、免疫力によって修復されやすくなります。カリウム、ビタミン、ミネラル、アミノ酸などはいずれも、体内で余ったものは排出されるため、健康を害することはありません。免疫力をつけるためにも、豊富に取り入れることを勧めます。

魚介類に関しては、ほとんどデータがありません。海に流失したセシウムが、どの程度魚介類に影響を与えているのかも測定されていません。今後、セシウムだけでなく、ストロンチウムも含めて検査する必要があります。

とくにストロンチウムは、骨にたまりやすい成分なので、魚を食べるときにはウロコは取り除き、内臓と骨も残すようにします。しかし、セシウムは肉にも残りますから、魚介類に関しては、現在のところ、産地を手掛かりに選んで食品検査器で測定してもらうか、検査結果が表示されている魚介類を購入するしかありません。魚介類に影響を与える河川や海の検査は、まだまだ不完全です。


厚生労働省は二〇一一年一〇月下旬に、食品から摂取しても健康に影響が出ないとされる一年間の放射性物質（放射性セシウム）の被曝上限量は、当初の五ミリシーベルトから一ミリシーベルトに引き下げる方針を出しました（二〇一二年四月から実施の予定）。大人を対象とした数値で、子ども、とくに乳幼児などを視野に入れた数値ではありません。食品安全委員会の「食品中の放射性物質の、生涯の累積線量の上限をおおよそ一〇〇ミリシーベルトとする」という答申を受けたものです。

食品１kg 当たりの暫定規制値と新しい規制値（単位はベクレル）

暫定規制値		新規制値	
野菜類	500	一般食品 ※乳製品を含む	100
穀類			
肉・卵・魚・その他			
飲料水	200	飲料水	10
牛乳・乳製品		牛乳	50
		乳児用食品	

しかも、食品群を、「飲料水」「牛乳・乳製品」「野菜類」「穀類」「肉・卵・魚・その他」の五つに分けたすぎません。野菜のなかでも、シイタケとキャベツではセシウムの付着の仕方が違いますが、その辺りへの配慮はなされていません。キャベツは外側に多くセシウムがたまり、内側ほど少なくなります。キノコ類や茶類は、乾燥することによって放射性物質の濃度が上がります。一般の生鮮食品とは区別する必要があるのです。

何よりもまず、さまざまな場所で、だれもが食品測定器を使えるような体制づくりを急がなくてはなりません。また、学校給食の安全を保証できるような体制を政府・自治体は早急につくるべきです。

健康診断

子どもをもつ親にとって、もっとも気になるのが子どもの健康状態です。まして、二〇一一年の三月一一日ごろに誕生した子どもは、まもなく一歳を迎えることになります。

定期健診などで身体の状態に関する検査は行われていることとは思いますが、やはり、ホールボディカウンターで内部被曝の状態を測定することを勧めます。現在、各地の施設にホールボディカウンターが設置されつつあり、測定が進められていますが、基本的には、子どもと妊婦、乳幼児を抱えている女性が優先されるべきです。大人は、機器の空き状況を見ながら検査するという考え方でいいのではないでしょうか。

また、乳幼児の甲状腺に異常が見られるようになるのもこれからの時期です。それらの検査も必要になりますが、福島県のすべての子どもを検査するとなると、二年半かかると言われています。ですから、汚染度の高い地域の子どもから検査を始めるなどの工夫が必要になります。

いままでの検査結果からは、同じ福島市内でも区域によって空間放射線量や内部被曝の数値に違いのあることが明らかになってきています。自治体にも働きかけて、子どもの健康状態をこまめに把握できる体制を作るべきです。

子どもの健康状態は、精神的苦痛にも及んでいます。

各地で開催されている「子ども健康相談会」などを利用しながら、子どもの健康状態を心の面からも観察することが大切です。子どものいるところで、原発事故による危険や放射性物質による汚染などばかりについて語るのではなく、普通の会話をしながら、子どもが思っていること、悩んでいることなどを引き出して、それらから気持ちを解き放してやるような姿勢が求められます。

子どものためには、食料や放射性物質による汚染の排除に努めることが大切ですが、子どもの気持ちをより解放するために、時には自然のなかで伸び伸びと身体を動かすことも必要です。政府や自治体には、そのための機会や施設を用意するよう求めていきましょう。

東京電力の補償

チェルノブイリの住民は、現在もなお、移った先での生活を強いられたままです。そして、しだいに故郷に郷愁を抱いている人も少なくなってきているといいます。

しかし、チェルノブイリの住民は、移住するに当たって、すべて国が費用を出してくれました。移住区域に高層マンションを建て、道路、水道、ガス、電気などの施設もすべて国が用意してくれました。しかも、同じ地域に住んでいた人たちを集団で移住させたのです。

日本の場合、地元を離れている人に対してどのような援助をしていくのでしょうか。住民は、補償問題があるので住民票を動かせないとも言っています。でも、住民票を動かさないと、就職や新しい家を買ったりするときに不都合が生じます。就職や進学を控えて、今住んでいる土地を離れざるをえない若い人たちも出てきます。補償問題はますます複雑になっていくのではないでしょうか。

何をするにも多額のお金が必要になります。東電側にとっては、時間が経過して、人びとが分散していくほうが都合がいいというのでしょうか？　しかし、大人に対しての金銭的な補償問題について語るのは私の任ではありません。それは、他に譲ります。

小児科医である私にとっての問題は、東電が子どもたちに対してどのような補償、ないしは支援をしてくれるのかということです。

現在、福島県内で生活している子どもたちは、福島第一原発の事故によってものの考え方だけでなく、ふだんの行動も大きく変えられてしまいました。屋外に出るときには、放射性物質に対する防備をして出かけています。また、かつてのように屋外を自由に走り回ることにも限界が生じてしまいました。思いっきり身体を伸ばして動き回ることができないでいるのです。いくらテレビや新聞の報道で「健康には影響のない数値」と言われても、やはり、影響のある数値なのです。この「健康に影響のない数値」という言葉そのものが異常です。

したがって、東電が考えるべきことは、

第一に、子どもの健康状態を的確に検査して、正しく対処することです。

第二に、子どものメンタル面に関するカウンセリングを行い、心身ともに健全な状態でいられるようにとり計らうことです。

そして、第三に、春休み、夏休み、冬休みなどを利用して、安全な環境のもとに子どもたちを短期間転地・保養させ、健康の回復を図ることです。このことは、福島の「子ども健康相談会」に来られた親たちにも言っていることですが、二〇日間でも、三〇日間でもきれいな環境のもと、安心できる食料を食べ続けることによって、子どもたちは元気を取り戻すし、体内のセシウムも減少するからです。

しかし、それには多額の費用が必要です。その費用を東電に支援してほしいという提案です。せめて子どもの経費分だけでも。あるいは、子どもたちだけを集めて、北海道や沖縄で共同生活する企画を立ててもいいのではないでしょうか。同じ境遇に置かれてしまった子どもたちが、共同生活することを通して仲間づくりができ、思いを共有できることは、これからの人生における大きな支えにもなると思います。

これだけでは万全とは言えませんが、今回の大惨事を起こした東電の責任として、少なくともこの程度の補償を子どもたちになすべきではないでしょうか。

ある母親が相談会に来て言っていました。

「原発事故に対処するって、とてつもなくお金のかかることなのですね」と。

そうなのです。いままで家で使っていたものは、置いてきたままなので使えません。生活に必要なすべてのものを新しく買い揃えなければなりません。衣類もほとんど持ち出していないので、いただいたものか、新たに購入したもの。さらに、放射性物質から身を守るための装備も買わなければなりません。

窓を開けることができないので、夏季には汗で湿った布団を干すために、布団乾燥機も買ったそうです。洗濯物のためには、乾燥機もあったほうがいいのでしょうが、そこまではとてもお金が回らないとのことでした。

補償金の第一歩は、除染ではなく、そんな費用のためにあてられるべきではないでしょうか？

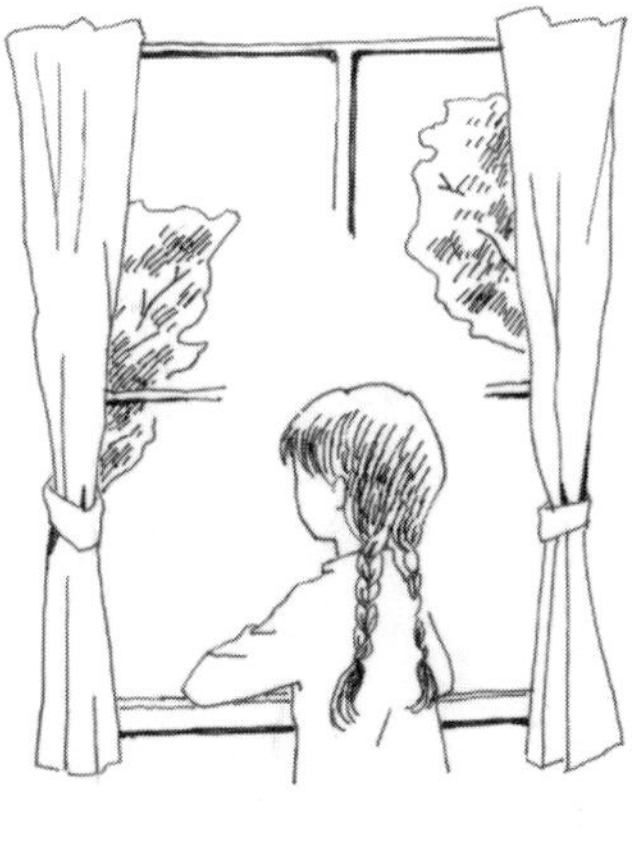

日本の原発

①泊（北海道泊村）
北海道電力／１号機・２号機（停止中）、３号機（**運転中**）
②大間（青森県大間町）
Ｊパワー／建設中
③東通（青森県東通村）
東北電力／１号機（停止中）、２号機（計画中）
東京電力／１号機（建設中）、２号機（計画中）
④女川（宮城県女川町・石巻市）
東北電力／１号機〜３号機（停止中）
⑤浪江・小高（福島県南相馬市・浪江町）
東北電力／計画中
⑥福島第１（福島県大熊町・双葉町）
東京電力／１号機〜４号機（廃炉決定）、５号機・６号機（停止中）
⑦福島第２（福島県楢葉町・富岡町）
東京電力／１号機〜４号機（停止中）
⑧東海（茨城県東海村）
日本原子力発電／廃炉
⑨東海第２（茨城県東海村）
日本原子力発電／停止中
⑩柏崎刈羽（新潟県柏崎市・刈羽村）
東京電力／１号機〜５号機、７号機（停止中）、６号機（**運転中**）
⑪浜岡（静岡県御前崎市）
中部電力／１号機・２号機（廃炉）、３号機〜５号機（停止中）、６号機（計画中）
⑫志賀（石川県志賀町）
北陸電力／１号機・２号機（停止中）
⑬敦賀（福井県敦賀市）
日本原子力発電／１号機・２号機（停止中）、３号機・４号機（計画中）
⑭ふげん（福井県敦賀市）
日本原子力研究開発機構／廃炉
⑮もんじゅ（福井県敦賀市）
日本原子力研究開発機構／建設中
⑯美浜（福井県美浜町）
関西電力／１号機〜３号機（停止中）
⑰大飯（福井県おおい町）
関西電力／１号機〜４号機（停止中）
⑱高浜（福井県高浜町）
関西電力／１号機・２号機、４号機（停止中）、３号機（**運転中**）
⑲島根（島根県松江市）
中国電力／１号機・２号機（停止中）、３号機（建設中）
⑳上関（山口県上関町）
中国電力／１号機・２号機（計画中）
㉑伊方（愛媛県伊方町）
四国電力／１号機〜３号機（停止中）
㉒玄海（佐賀県玄海町）
九州電力／１号機〜４号機（停止中）
㉓川内（鹿児島県川内市）
九州電力／１号機・２号機（停止中）、３号機（計画中）

※運転状況は、２０１２年2月8日現在。

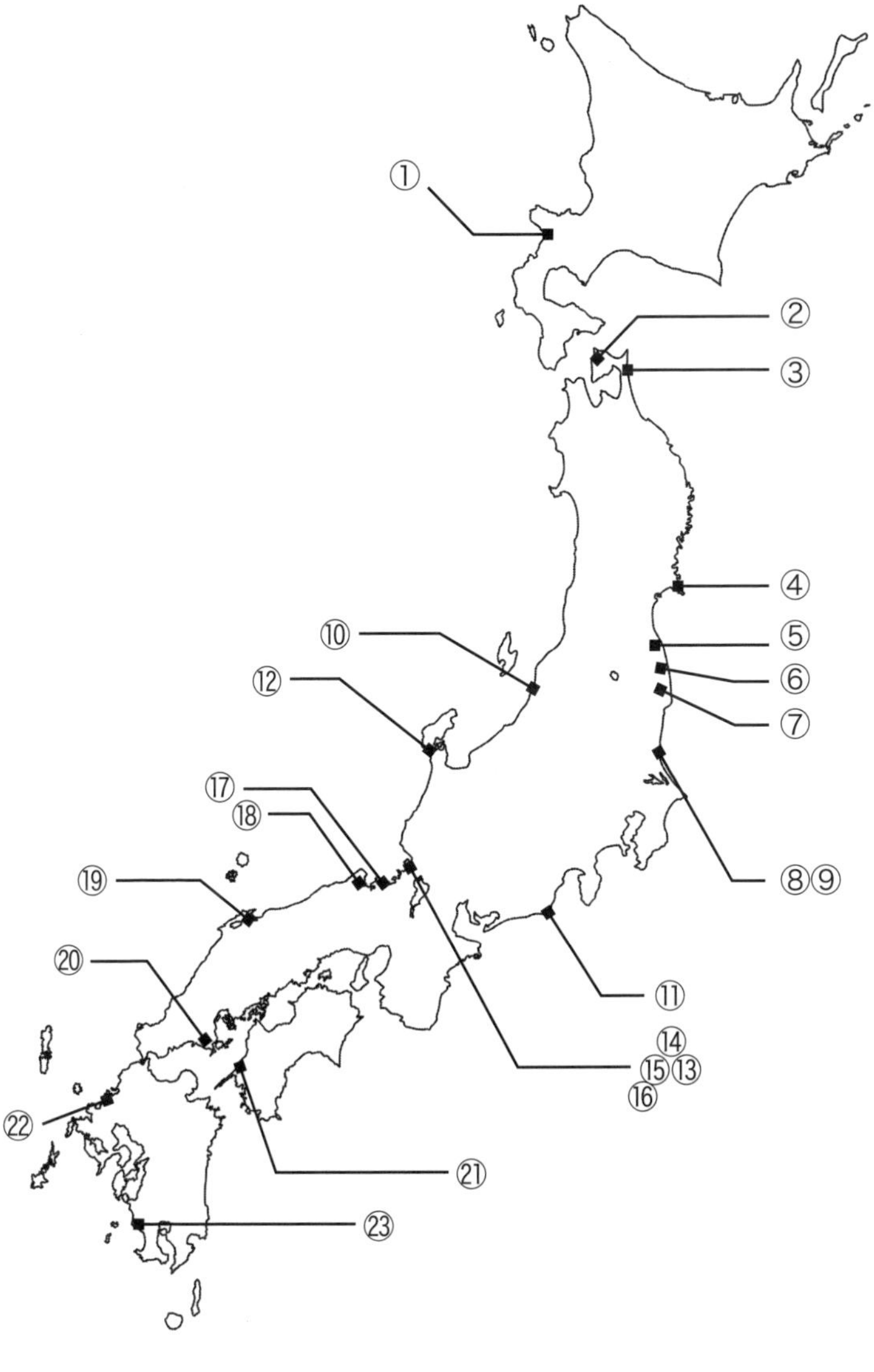
①
②
③
④
⑤
⑥
⑦
⑧⑨
⑩
⑪
⑫
⑭
⑮⑬
⑯
⑰
⑱
⑲
⑳
㉑
㉒
㉓

日本の原発はいま、どうなっているのか

まずは、前のページに掲載した地図と表に注目していただきたい。

これは、二〇一二年二月段階の各原発の情況をまとめたものですが、見ていただくとわかるように、大半は「停止中」となっています。実際に動いているのは三基だけで、それでも計画停電のような事態は起きていません。

経済産業省官僚出身の高橋はるみ北海道知事が、いち早く泊原発の再稼働を認めたり、九州電力においては、公聴会でのやらせ問題が発覚して大問題になったりと、福島の事故を経験した後でも、原発を推進しようとする勢力はつねに再稼働のチャンスを狙っています。

一方、福島県の浪江町議会は、県内のすべての原発を廃炉にしようという決議を採択しました。また、計画中の浪江・小高原発の誘致についても白紙撤回を決議しました。

このように、いまある原発をどうしていくのか、建設中や計画中のものはどうするのかをめぐって、推進する側と反対する側の激しいせめぎあいが続いていくと思います。そういう意味で、「原発問題」はこれからが正念場です。

これまでも、原発に反対する運動は何度か高まりをみせましたが、時の政府や電力会社の安全キャンペーン、マスコミの姿勢などによって、時間の経過とともに下火になっていきました。でも、私たちは福島の悲惨な大事故を経験したのです。今度ばかりは、他人ごとではすまされません。

詳しい内容はあとのページで述べますが、とうとう政府も、各原発の防護区域を三〇㎞圏に拡大せざるをえなくなりました。長い間、原発の問題はごく近隣の地域の人びとが対象でしたが、それではだめだということが、今回の事故で立証されたのです。

たとえば、福井県の大飯原発の場合、三〇㎞圏というと京都府の北部や京都市の一部まで含まれます。滋賀県の北部も入ります。福島の実情からすれば、もし大事故が起きれば、もっと広い範囲、京都市全体や滋賀県全体に影響が及ぶでしょう。

つまり、もはや原発は、立地した地域だけの問題ではなくなったということです。府県をまたぐ周辺のかなり広範囲の人たちが、原発をどうしていくのかについて直接的な発言権を持ったということです。

政府の原発対策に変化はみられるのか

原子力発電が始められて以来、時の政府は、「防災対策重点地域」というものを設けましたが、その内容は、原発から八～一〇㎞圏というものでした。

たとえば、静岡県の浜岡原発の場合、対象となる地域で暮らしている住民は約一二五万人です。宮城県の女川原発の場合は約一七万人、佐賀県の玄海原発で約一六万人、鹿児島県の川内原発で約一三万人、新潟県の柏崎刈羽原発で約一〇万人、福井県の高浜原発で約一四万人、同じく福井県の敦賀原発で約九万人などとなっています。

長い間、このような原発直近の地域で生活する人びとに犠牲を強いることがあってもやむをえないという思想で、政治は動いてきたのです。そのかわり、地元には多額のお金がばらまかれ、原発なしでは地元の経済が成り立たないような情況がつくられてきました。

そして、今度の福島第一原発の大事故が起きてしまいました。

日本はもともと地震多発国で、地殻には、大地震を誘発しやすい活断層があちこちに存在しているといわれています。

今回の事故の際、政府は二〇km圏内を「警戒区域」に指定し、すべての住民に避難を指示しましたが、当初、二〇km圏外に関しては情報を統制して、高線量地域であることが分かっていても、飯舘村などの住民には警告を発しませんでした。「計画的避難区域」が設定されたのは、じつに事故後一か月以上経ってからのことでした。

そのため、原発近くに住んでいた住民が、とりあえず飯舘村などに避難するという事態が起こってしまいました。なんともやりきれない話です。

事故後七か月も経った二〇一一年一〇月になって、ようやく政府は新たな防災対策の素案を発表しました。

原発事故対策として「緊急時防護措置準備区域」を設け、その範囲を原発から三〇km圏内としたのです。たとえば、浜岡原発の場合は、袋井市、島田市、磐田市、焼津市、藤枝市などが含まれます。柏崎刈羽原発なら、小千谷市、上越市、長岡市、十日町市、見附市、燕市などが含まれます。高浜原発では、小浜市、滋賀県長浜市、同高島市、京都府南丹市、同宮津市、同福知山市などが含まれています。玄海原発の場合は、伊万里市、福岡県糸島市、長崎県佐世保市、同平戸市、同壱岐市などです。従来の八〜一〇km圏に比べれば、対策を強化しようとする姿勢がみられますが、なぜ初めからそうしてこなかったのでしょう。

緊急時防護措置準備区域の市町村（福島第一・第二原発を除く）

泊（北海道）	北海道岩内町、共和町、神恵内村、泊村、**倶知安町、古平町、仁木町、積丹町、余市町、蘭越町、寿都町、ニセコ町、赤井川村**
東通（青森）	青森県むつ市、横浜町、東通村、**野辺地町、六ケ所村**
女川（宮城））	宮城県石巻市、女川町、**登米市、東松島市、涌谷町、美里町、南三陸町**
東海第二（茨城）	茨城県ひたちなか市、常陸太田市、日立市、那珂市、東海村、**水戸市、常陸大宮市、高萩市、笠間市、鉾田市、城里町、大洗町、茨城町、大子町**
柏崎刈羽（新潟）	新潟県柏崎市、刈羽村、**小千谷市、上越市、長岡市、十日町市、見附市、燕市、出雲崎町**
浜岡（静岡）	静岡県掛川市、菊川市、御前崎市、牧之原市、**袋井市、島田市、磐田市、焼津市、藤枝市、吉田町、森町**
志賀（石川）	石川県七尾市、志賀町、**羽咋市、かほく市、輪島市、中能登町、穴水町、宝達志水町、富山県氷見市**
敦賀（福井）	福井県敦賀市、南越前町、美浜町、**福井市、鯖江市、小浜市、越前市、池田町、若狭町、越前町、滋賀県長浜市、高島市、岐阜県揖斐川町**
美浜（福井）	福井県敦賀市、美浜町、**越前市、小浜市、若狭町、南越前町、越前町、滋賀県長浜市、高島市、岐阜県揖斐川町**
大飯（福井）	福井県小浜市、おおい町、高浜町、**若狭町、美浜町、京都府舞鶴市、綾部市、南丹市、京都市左京区、京丹波町、滋賀県高島市**
高浜（福井）	福井県おおい町、高浜町、京都府舞鶴市、綾部市、**福井県小浜市、若狭町、京都府南丹市、福知山市、宮津市、京丹波町、伊根町、滋賀県高島市**
島根（島根）	島根県松江市、**雲南市、出雲市、安来市、鳥取県米子市、境港市**
伊方（愛媛）	愛媛県八幡浜市、伊方町、**西予市、大洲市、宇和島市、伊予市、内子町、山口県上関町**
玄海（佐賀）	佐賀県唐津市、玄海町、長崎県松浦市、**佐賀県伊万里市、福岡県糸島市、長崎県佐世保市、平戸市、壱岐市**
川内（鹿児島）	鹿児島県薩摩川内市、いちき串木野市、**鹿児島市、日置市、姶良市、出水市、阿久根市、長島町、さつま町**

太字は、新たに対象となる市町村。

おそらく、原発を一基建設するたびに、かなり広い地域の住民に同意を求めなければならなかったからでしょう。また、万一、甚大な事故が起きてしまった場合、政府と電力会社の賠償責任が広範囲に及んでしまうからではないでしょうか。

しかし、これらはあくまでも三〇㎞圏です。福島の事故では、原発から四〇㎞、五〇㎞、六〇㎞離れた地域でも、いまだに放射能汚染が続いています。福島県内では、子どもたちが暮らせる状態にない地域が広範囲にわたっているのです。

なお、浜岡原発の周辺自治体では、福島原発事故の被害の深刻さを受け、中部電力と安全協定を結ぶ四市（御前崎、牧之原、掛川、菊川）のなかで、牧之原市は、二〇一一年七月に市民アンケートを行った結果、市民の六割が「停止したままにすべきだ」と回答しました。市内の「スズキ」など大手企業一〇社のうち六社が市外移転を検討。九月の市議会では「確実な安全、安心が担保されないかぎり永久停止」の決議を賛成多数で可決し、市長も「永久停止は譲れない」と態度表明しました。そして企業が安心していられる地域にするため、企業と農業が共存する市の運営方針を打ち出しています。三〇㎞圏に拡大された緊急防護措置区域の一一市町議会が一二月には出そろい、そのなかで、吉田町は廃炉を求める意見書を決議し、焼津市長も「永久停止すべきだ」と表明。その結果、御前崎市を除く一〇市町は、「国が万全な安全対策をとらないかぎり、再稼働は認められない」という態度を表明しています。

原発は、やはり廃止するしかない

以上のように原発の歴史と現状を見てきますと、運営そのものが非常に危うい状態に置かれていることに改めて驚かされます。いつ、第二の原発事故が起こっても不思議ではないくらいです。電力会社の体質が変わらない以上、国民としては原発の継続を認めるわけにはいかないのではないでしょうか。

私としては、老朽化したものから順次廃炉にし、新たな原発は建設しないという方針を立てるしかないと思います。

原発建設後三〇年、四〇年経っているものは、かなり老朽化も進んでいます。メンテナンスに要する費用もかなりかさむはずです。しかし、廃炉にするよりコストが安いから動かしているのです。当初の計画では一〇年で廃炉でした。自動車と比べてみても、そんなにもつはずがありません。そのようなものから、順次廃炉にしていくべきです。

しかし、その一方で、代替えの電力が必要になります。

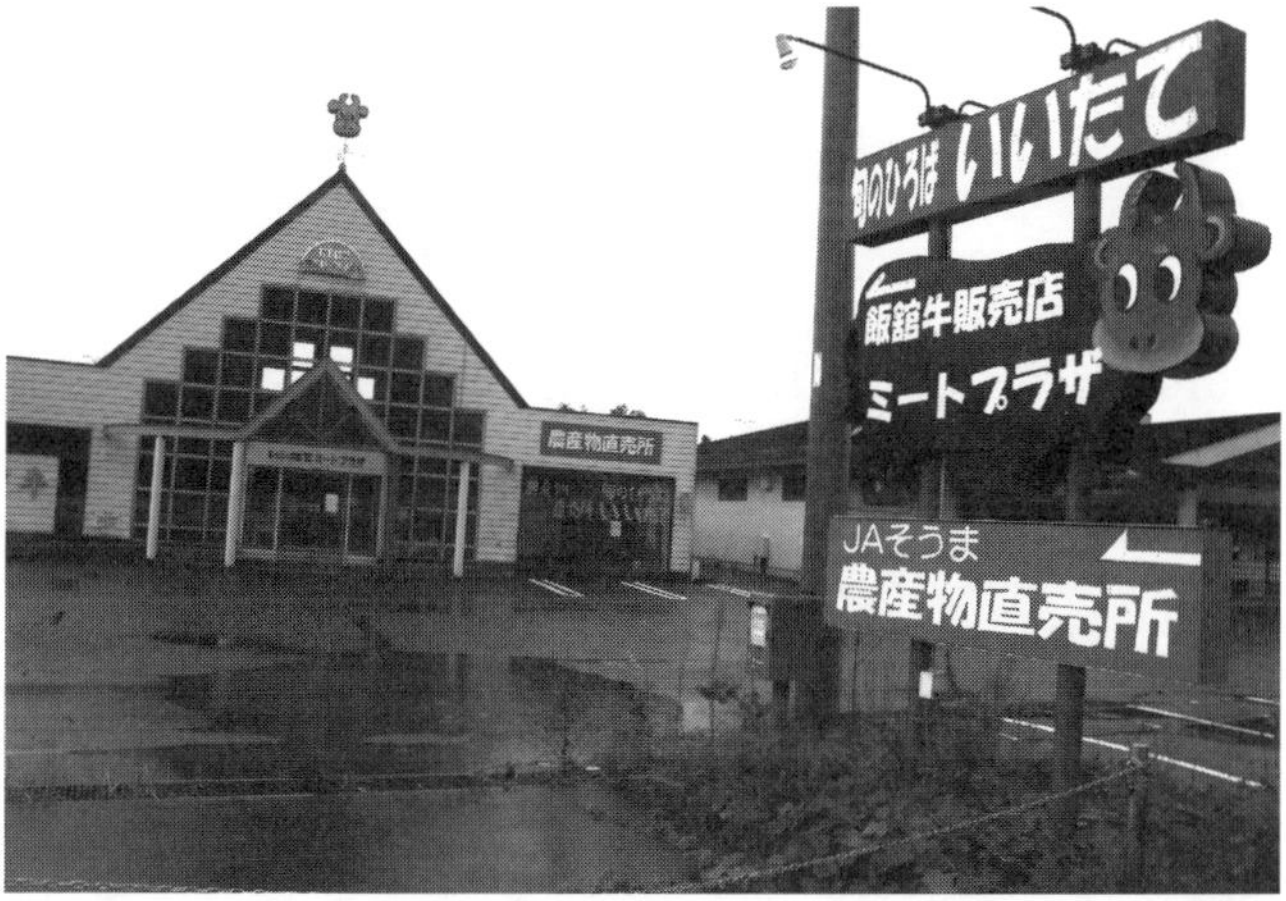

無人の農協直売所（飯舘村）

一つには、温暖化の問題はあるにせよ、とりあえずは早急に火力発電を復活させるしかないと思います。日本には広大な土地がないので、多少コストが高くついても火力発電に切り替えるのが現実的でしょう。

また、太陽光発電や風力発電などの自然を利用した電力のあり方が模索されていますが、太陽光発電を大規模に建設すると、電磁波が発生してしまうという別の問題が生じます。大型化はもう考えなくてもいいのではないでしょうか。

同様に、現在のように、電力会社が電気事業を独占して運営している時代は終わってもいいと思います。もっと個別的に電気を作る時代になるべきでしょう。

そのためには、徐々に各家庭に太陽光発電のパネルを設置して電力を得、余剰電力を電力会社が買い取るというシステムの確立が必要でしょう。これにはさらなる利点があります。自家発電することによって各家庭での電力使用量が把握でき、節電にも役立つと思うのです。

じつは以前、私が勤務していた診療所に、太陽光パネルを設置しようと計画していろいろと検討したのですが、当時は、発電した電力を売買する装置がとても高くて、断念したことがあります。自家使用に限定すれば、発電システムはより安価に設置することができるのです。また、このような自家発電システムが普及することによって、より安い設備も誕生してくることでしょう。そういうことも期待したいと思います。

とにかく、子どもたちが安心して暮らせる社会を作るためには、多少生活の質が落ちることは覚悟しなければなりません。冬には、暖房の温度を上げるより、洋服を一枚多く着こめばいいのです。夏には、冷房の温度を下げるより、窓際にスダレや風鈴などを下げて涼を求めましょう。放射性物質が飛散しているなかで生活している苦痛に比べると、はるかに快適な生活です。

子どもの叫び声を聞いてください

これは、日立の一級プラント配管技師として約二〇年間勤めてきた平井憲夫さんが、インターネット上に載せた「原発がどんなものか知ってほしい」という文章からの一節です。

平井さんが北海道の泊原発の隣町で講演をしていたときのエピソードです。それは、教職員組合主催の集まりで、父母と教職員が半々ぐらいで三〇〇人ほど参加していたそうです。ちょうど泊原発の二基目が試運転に入った時期のことでした。

平井さんの話が終わったとき、ある中学二年生の女子が泣きながら手を上げて、つぎのようなことを言ったというのです。これは、多くの子どもたちが共通に抱いている不安であり、怒りの声でしょう。

以下にその文章を引用させてもらいました。

今夜この会場に集まっている大人たちは、大ウソつきのええかっこしばっかりだ。私はその顔を見に来たんだ。どんな顔をして来ているのかと。今の大人たち、とくにここにいる大人たちは農薬問題、ゴルフ場問題、原発問題、何かと言えば子どもたちのためにと言って、運動するふりばかりしている。

私は泊原発のすぐ近くの共和町に住んで、二四時間被曝している。原子力発電所の周辺、イギリスのセラフィールドで白血病の子どもが生まれる確率が高いというのは、本を読んで知っている。私も女の子です。年頃になったら結婚もするでしょう。私、子どもを産んでも大丈夫なんですか？

原発がそんなに大変なものなら、今頃でなくて、なぜ最初につくるときに一生懸命反対してくれなかったのか。まして、ここに来ている大人たちは、二号機も造らせたじゃないか。たとえ電気がなくなってもいいから、私は原発はいやだ。何で、今になってこういう集会しているのか分からない。私が大人で子どもがいたら、命がけで体を張ってでも原発を止めている。二基目ができて、今までの倍、私は放射能を浴びている。でも私は北海道から逃げない。

私が「そういう悩みをお母さんや先生に話したことがあるの」と聞きましたら、「この会場には先生やお母さんも来ている、でも、話したことはない」と言います。「女の子同士ではいつもその話をしている。結婚もできない、子どもも産めない」って。

未来の福島こども基金

http://fukushimachildrensfund.org/index.html

「未来の福島こども基金」は、２０１１年６月、長年チェルノブイリの子どもたちを支援してきた「チェルノブイリ子ども基金」の姉妹団体として設立された。本書の著者である黒部信一が代表をつとめている。世話人は、向井雪子・広河隆一ほか。

主な活動目的は、福島第一原発の大事故によって被害をこうむった子どもたちのために会費・募金をつのり、現地を中心にさまざまな支援に取り組むこと。

すでに、福島市をはじめ、福島県内各地に設置された「市民放射能測定所」に対して、食品放射能測定器や空間放射線量測定器などを贈呈して支援、とくに福島市といわき市には、「DAYS 放射能測定器支援募金」と共同でホールボディカウンターを贈呈して支援した。今後は、子どもたちの免疫力を高めるために、「保養支援」にも取り組む予定である。

政府や自治体の対策が後手後手になっているいま、市民が起ちあがり、お金を出せる人はお金を、力を出せる人は力を出して取り組まなければ、福島の子どもたちの未来は開けない。そうした思いで活動を続けているという。

基金では、志を共にする会員と募金をつのっているので、詳しくはホームページを見ていただきたい。

このように誕生した同ネットワークは、結成以来、全国規模で母親たちが連携し、いくつかのワーキングチームに分かれて手探りで活動を進めている。

いくつか活動事例を紹介しよう。

■食品の安全ワーキンググループ

各地の母親たちが集まって“学校給食の安全性”を求める方法を話し合ったり、生産者や流通業者と意見交換の場を設けて、放射性物質の検査態勢について話し合ったりすることで、政府の判断を待たずに自ら子どもの内部被曝を防ぐ方法を探っている。さらに、専門家たちとも連携し、食品安全委員会に対して「子ども全国ネット」としてのパブリックコメントも提出した。

■政府・自治体交渉ワーキンググループ

食品の暫定規制値引き下げや、４７都道府県での給食の放射能測定検査などを求める要望書を作成し、厚生労働省や文部科学省に申し入れを行った。

■市民測定所ワーキンググループ

東京都国分寺市に『こどもみらい測定所』をオープンさせ、市民が持ち込んだ食品などの放射能測定を始めている。今後は、各地で起ち上がっている市民測定所と連携し、データ収拾や分析を行っていく予定。

■福島支援ワーキンググループ

福島の子どもたちに対して、保養・疎開情報を配布したり、現地で暮らす母親たちが意見交換できる“サロン”の設置を進めたりしている。

■全国茶話会ワーキンググループ

各地には、“放射能”の心配を家族や友人に話すことができず、ひとりで悩んでいる母親も少なくない。また、放射能に対して危機感の薄い方もいる。そんな方々のために“茶話会”を開き、正しい放射線防護の知識を伝え、意識の共有を図ることなどを目的としている。子ども全国ネットは今後、各地で子どもたちを守るために活動している母親たちを集めた「代表者ミーティング」を定期的に開き、情報を共有しながら、ともに声を上げ行動していくことで、子どもたちがのびのびと暮らせる社会づくりを目指していくという。

子どもたちを放射能から守る全国ネットワーク

http://kodomozenkoku.com/index.html

「それぞれの団体が連携し、ともに声を上げていくことで、社会に大きなうねりを作りだそう」

そんな思いから起ち上がったのが、『子どもたちを放射能から守る全国ネットワーク』（以下、子ども全国ネット）だ。２０１１年7月１２日に起ち上がって以来、すでに賛同者は１７５０人を超え、賛同団体も２６８に上っているという（２０１２年1月現在）。

ネットワーク起ち上げのキッカケは、『NPO 法人チェルノブイリへのかけはし』の代表を務める野呂美加さんだった。野呂さんは２０年間にわたり、チェルノブイリ原発事故で被害を受けた子どもたちを支援し続けてきた人物。３．１１以降は、日本全国で“お話会”を開催し、子どもたちを放射能から守るための知恵を母親たちにレクチャーしてきた。

「今、世の中を変えられるのは女性しかない。お母さんたちのネットワークを作りましょう」

野呂さんは、必死に子どもを守ろうとしている若い母親たちの姿を目の当たりにして、そう呼びかけた。２０１１年6月初旬のことだった。

これに呼応したのが、子ども全国ネットの呼びかけ人となった人たちだ。なかでも呼びかけ人の代表を務める伊藤恵美子さんは、『NPO 法人自然育児の会』の理事でもあるため、会のメンバーやツイッターなどを通して知り合った母親たちに声をかけ始めた。ここに、３．１１当初から福島の母子を支援するため、ネット上で情報発信していたメンバーたちがつながり、驚くほど速いスピードでネットワークの構築が進んでいった。

野呂さんが呼びかけてから、約1か月後の２０１１年7月１２日――。

東京都内で開かれた『子ども全国ネット キックオフミーティング』には、約４００人もの母親が集結。会場は、「子どもたちを放射能から守りたい!」という母親たちの熱い熱気に包まれた。

あとがき

現地福島へ行って、政府や県の言うことを信じてだんだん放射線になれてしまったり、逆に信じないけれど、社会経済的にどうすることもできず、投げやりになったり、一家でできる範囲で対策を立てたりしてやってきた人たちを見てきました。

福島市で行った六回の健康相談会では、始めの頃は避難をすべきか迷っている人たちが多かったのですが、今は避難したいができない人の相談に変わってきました。

すぐには健康に異常は出ませんが、これから出る可能性がありますから、まず避難してほしいと訴えました。どうしてもできなければ、週末や春休み、夏休み，冬休みには非汚染地へ保養に行くことを勧めました。

日常生活では、内部被曝をさけるために、汚染されていない飲食物をとるように勧めました。それでも被曝を避けることはできず、減らす努力だけです。やはり、被曝を避けるには避難しかありません。

講演会はほとんど関東地方で、不安になっている人たちが対象でしたが、多くは低濃度汚染地でしたから、おもに内部被曝を避ける話をしました。一部の高濃度汚染地がホットスポット的にあっても、社会経済的環境から、避難しなさいとは言い難い状況でした。

原発事故は国の政策の結末ですから、しっかり国が対処しなければならないのに、膨大な費用を考えてほとんど何もしないし、除染するから戻れるなどという幻想を抱かせています。チェルノブイリでは除染して戻れた所はありません。戻っても生活が成り立ちません。しかも被曝は続きます。

子どもたちは、もっと大変です。いつ我が身に起きてくるか分からない被曝の被害に脅えて、一生暮らすのです。確率的影響は、くじに当たるか当たらないかということです。それが一生続くのです。確率を減らすためには、子どもたちに希望を持たせましょう。希望を持つことは免疫を活性化し、低線量被曝の子どもには有効です。もし、高濃度汚染してしまったら、希望を持たせることも大切ですが、転地など汚染を減らす努力をしなければなりません。

チェルノブイリの経験も、当てはまらないことが一つあります。日本人は、九三％の人が神経質になるゲノム（遺伝子）の回路をもっていて、白人は六七％です。ストレスはある時来て、その時に身体が反応します。ストレスがたまるということはなく、あったらすぐに反応してしまいます。このようなストレスが免疫を低下させます。だから社会経済的な弱者に被害が出やすいのです。

これを救うのは国の施策しかありません。でもそれは、今は期待できません。要求していくしかありません。私は不安を持った人に、行動することを勧めます。不安を行動に変えることによって、自分が何とか努力していることで不安を希望に変えていくことです。努力して希望を実現へとつなげていくことです。

いつも講演の最後に言う、「安全と安心は違います。安心できない時は心のままに従ってください」という元福島原発炉設計責任者の言葉を、最後の言葉にします。

二〇一二年二月

黒部信一

【著者略歴】

黒部 信一（くろべ しんいち）

1941 年生まれ。慶應義塾大学医学部卒業。小児科医。
学生時代より大学の改革運動に身を投じ、1965 年の学費値上げ反対闘争では全学闘争副委員長をつとめた。卒業後、青医連運動に加わり、また、小中学生のインフルエンザワクチン廃止運動や胸部 X 線検診廃止運動などを成功させた。さらにチェルノブイリの原発事故問題に取り組み、現地にも 2 回訪れている。今回の福島原発事故に対しては、子ども健康相談会に毎回参加、各地で講演会をおこない、「未来の福島こども基金」の代表をつとめるなど、精力的な活動を続けている。

取材・構成	阿部 孝嗣
装丁	加藤 有花
本文 DTP	東京キララ社
装画・イラスト	原郷 由美子

原発事故と子どもたち

2012 年 2 月 25 日　第 1 版第 1 刷発行

著　　者　黒部　信一
発 行 者　小番　伊佐夫
発 行 所　株式会社 三一書房
〒 101-0051 東京都千代田区神田神保町 3-1-6
Tel：03-6268-9714
Mail：info@31shobo.com
URL：http://31shobo.com/

印刷・製本　シナノ印刷株式会社

ISBN：978-4-380-11003-0